TRAITÉ

DES

MALADIES VERMINEUSES,

PRÉCÉDÉ DE

L'HISTOIRE NATURELLE DES VERS

ET DE

LEUR ORIGINE DANS LE CORPS HUMAIN,

Par VALÉRIAN-LOUIS BRERA,

Professeur de Clinique à l'Université de Pavie;

ORNÉ DE CINQ PLANCHES.

TRADUIT DE L'ITALIEN ET AUGMENTÉ DE NOTES,

Par les Citoyens J. BARTOLI, Docteur en Médecine, membre correspondant de la Société Médicale d'Emulation de Paris, etc.;

Et CALVET, Neveu, ex-Secrétaire de la Société Médicale d'Emulation, membre de la Société de Médecine Clinique, d'Instruction Médicale, de la Société Galvanique, de la Société Académique des Sciences de Paris, correspondant de la Société de Médecine Pratique de Montpellier, de la Société de Médecine d'Avignon, et de l'Athénée de Vaucluse, etc.

Que de jeunes Médecins eussent mieux servi leur Art en s'occupant à traduire, au lieu de risquer leur gloire par des productions irréfléchies et prématurées !

J. L. ALIBERT, pag. 4, *Traduction du Traité des Pertes de Sang*, par PASTA.

A PARIS,

Chez DELAPLACE, Libraire, rue Pavée-St.-André-des-Arcs, N°. 21.

AN XII. — 1804.

AU CITOYEN

ANTHELME RICHERAND,

PROFESSEUR D'ANATOMIE

ET

DE PHYSIOLOGIE;

CHIRURGIEN EN CHEF - ADJOINT

DE L'HOSPICE SAINT-LOUIS,

CHIRURGIEN-MAJOR DANS LA GARDE

DE PARIS,

MEMBRE DE LA SOCIÉTÉ MÉDICALE

D'ÉMULATION,

DE CELLE DE L'ÉCOLE DE MÉDECINE

DE PARIS, etc.

LES TRADUCTEURS RECONNOISSANS,

AVERTISSEMENT

Pour bien comprendre le véritable accroissement des figures vues au microscope.

Dans les cinq planches ici jointes on représente des figures observées au microscope, et leur accroissement, soit du diamètre, soit de la superficie et du corps entier, est relatif aux lunettes dont on s'est servi. La proportion indiquée ci - après a été établie par *Goeze*, suivant les calculs d'*Hoffmann*, célèbre opticien de Leipsick.

Dans le tube A s'augmentent :

En diamètre.	En superficie.	Dans son corps entier.
Nº. 6. — 16 fois,	25 fois.	4,096 fois.
5. — 31	961	29,791
4. — 52	2,754	140,608
3. — 78	6,084	487,552
2. — 154	23,716	3,652,254
1. — 189	35,721	6,751,269
0. — 300	90,000	27,000,000

PRÉFACE

DES TRADUCTEURS.

Il n'y a peut-être pas de sujets sur lesquels on ait tant écrit que sur les Maladies vermineuses ; *Bloch*, dans son Traité, qui est un des meilleurs, ne fait que décrire, comme naturaliste, les vers du corps humain, et il en a multiplié les espèces à l'infini. *Andry* s'est perdu dans le champ immense des hypothèses ; enfin, d'autres n'ont écrit que pour nous vanter leurs succès, ou bien leurs spécifiques. Le célèbre *Brera*, professeur de médecine clinique de l'Université de Pavie, connu par plusieurs bons ouvrages de médecine, qui l'ont placé au rang des premiers médecins dont l'Europe s'honore, vient de soumettre au creuset de l'analyse les Affections Vermineuses dans un ouvrage ayant pour titre : *Lezioni medico pratiche sopra i principali vermi del corpo umano vivente, e le cosi dette malattie verminose.* N'ayant en notre langue aucune bonne monographie sur les maladies vermineuses, nous avons pensé que nous serions utiles aux médecins en le traduisant en français.

Ce Traité, auquel l'Auteur ne donne que le titre modeste de Leçons, mérite de

fixer l'attention des médecins et des naturalistes. Dans la première partie, on trouve
l'histoire naturelle des vers ; dans la seconde, l'Auteur parle de leur origine dans
le corps humain ; dans la troisième, il traite
des Affections Vermineuses, soit locales,
soit sympathiques ; enfin, la quatrième
leçon est consacrée aux divers modes cura-
tifs. Voilà, en peu de mots, le plan que
l'Auteur a suivi. D'ailleurs, dans sa préface, le professeur *Brera* rend compte de
la méthode qu'il a adoptée : il nous reste
donc bien peu de choses à dire ; nous espérons cependant qu'on nous permettra de
hasarder quelques lignes pour nous justi-
fier d'avoir entrepris une tâche, peut-être
au-dessus de nos forces. Lorsqu'on traduit on éprouve des difficultés à rendre le
texte sans défigurer les idées originales ;
la langue italienne, comme toutes les
autres, a des tournures difficiles à adapter
au génie de la nôtre. Au reste, nous avons
préféré la monotonie à l'élégance du style,
afin de rendre clairement les idées de l'Auteur. Nous avons ajouté quelques notes :
nous espérons qu'on nous les pardonnera
en faveur de l'intérêt qu'elles présentent.

FIN DE LA PRÉFACE DES TRADUCTEURS.

PRÉFACE

DE L'AUTEUR.

APPELÉ par le Gouvernement, dans les années 1797 et 1798, à l'honorable fonction de Professeur extraordinaire de Médecine pratique, dans la célèbre Université de Pavie, je me vis obligé de lire et d'expliquer, dans le court espace des deux années scholastiques, tous les Traités théoriques et pratiques dont l'ensemble constitue l'art de bien traiter les maladies qui affligent le genre humain.

La doctrine des maladies sthéniques et asthéniques, ainsi que celle des affections morbifiques et locales, fut donc exposée avec tous les développemens que pouvoit permettre la briéveté du temps accordé par les réglemens académiques. Comme l'École pratique érigée à l'Hôpital civil de Pavie m'offrit, dans ce court espace de temps, l'occasion de traiter et d'examiner, je ne dirai point toutes, mais au moins la plus grande partie des principales maladies, et je suis encore aujourd'hui très-satisfait d'avoir pu guider dans la Médecine pratique avec le flambeau de l'expérience un grand nombre d'Elèves qui, sous ma direction, n'ont point dédaigné de s'appliquer sérieusement à l'étude de cette science si utile, et d'avoir ainsi contribué à l'éducation médicale d'une multitude de jeunesgens, parmi lesquels plusieurs, en soulageant l'humanité languissante, exercent déjà, à la satisfaction du public, leur profession utile, mais si difficile.

Il ne m'appartient pas de faire dans cet écrit l'apologie des observations médicales faites et recueillies par mes Élèves dans l'Institut clinique confié à ma direction. Le public les a déjà sous les yeux, imprimées et ornées de six belles planches, (*Annotazioni Medico-pratiche sulle diverse malattie trattate nelle clinica medica di Pavia, negl' anni* 1797 *e* 1798, *III vol.*), et je m'en rapporte entièrement à son jugement impartial. Les traductions parues en diverses langues étrangères, et la manière satisfaisante avec laquelle on en donna des extraits et des annonces, soit dans les journaux de Médecine, soit dans les journaux Littéraires, ainsi que les diplômes honorables qui m'ont été décernés par plusieurs Académies illustres, aussitôt que le premier volume parut, me font à juste titre espérer que le public accueillera avec bonté le fruit de mes autres occupations littéraires.

Aux réflexions analogues aux cas observés, tirés de la méditation des ouvrages des Ecrivains les plus estimés, j'ai voulu ajouter mes Observations cliniques, afin que les Élèves, en les parcourant en même temps qu'ils observent les maladies que je décrites, connoissent les sources où j'ai puisé les préceptes qui me guident dans la pratique de la Médecine. Jeune praticien, je m'étois aussi livré avec confiance à l'étude des ouvrages tant anciens que modernes, auxquels la Médecine devoit son éclat, lorsque mon devoir m'obligea d'initier les Elèves dans l'art de guérir. C'est de cette manière que je crois avoir assez justifié la méthode que j'ai suivie dans l'ordre de mes Leçons, en expliquant les difficultés à mesure qu'elles se présentoient, et en publiant les *Annotazioni medico-pratiche*, où mes Elèves pourront trouver en abrégé les principaux préceptes qui établissoient les argumens de nos travaux journaliers; et comme, selon l'immortel axiôme d'*Hippocrate*, l'art est long, la vie courte, et la pratique difficile, je m'applaudis encore de la méthode que j'ai mise en usage pour instruire les Elèves dans les connoissances pratiques des ressources qu'offre la Médecine, pour faire triompher la nature d'une foule de maladies qui s'efforcent de l'opprimer.

Le Traité des vers qui vivent aux dépens du corps humain, suivant le programme de mes observations de Médecine pratique, devoit faire partie de cet ouvrage ; mais en réfléchissant, j'ai cru bien faire de l'omettre, et de le publier à part, parce que la partie théorique en étant trop étendue, il me semble qu'il ne convenoit point de l'unir à une série d'observations qui doivent principalement briller dans cette partie qui regarde de si près la pratique de la Médecine. Quoique j'aie eu occasion d'observer des maladies causées par les vers, soit dans l'Institut clinique, soit dans ma pratique particulière ; cependant, ne voyant point une grande importance dans l'ensemble des observations ainsi recueillies, je jugeai à propos de ne pas les communiquer au public, et de n'en point parler dans cet ouvrage.

Plusieurs de mes Élèves, qui se rappeloient cependant du Traité sur les principaux vers du corps humain vivant, ainsi que des Maladies nommées vermineuses, que j'avois composé pour leur instruction, et que j'avois publiquement exposé dans l'année scholastique de 1798, m'ont plusieurs fois témoigné le plaisir qu'ils auroient de l'avoir entre leurs mains. Ce n'est donc point une vile ambition, ni le désir d'un applaudissement inutile, qui m'engage de faire imprimer les quatre Leçons qui composent ce Traité ; mais seulement l'obligation de céder aux sollicitations de ceux qui doivent s'instruire dans une partie aussi essentielle de la Médecine pratique, et qui n'ont point les moyens de consulter le nombre prodigieux d'ouvrages écrits en diverses langues, qui traitent des vers humains, et qui ne se trouvent que difficilement. Je me résous d'autant plus volontiers dans ce moment à publier ces Leçons, que le dernier examen des ouvrages des Médecins italiens m'a convaincu du défaut d'instruction médico-pratique sur les principaux vers humains, et sur les maladies qui leurs sont relatives, qui fût dirigé d'après des principes que le Médecin philosophe sait actuellement apprécier, parce qu'ils sont solides et incontestables.

Quoique le Lecteur puisse approuver mes efforts, je suis cependant bien loin de me flatter d'avoir atteint le but que je me suis proposé. Je me fais seulement un plaisir de pouvoir encore, dans cette occasion, faire connoître au public mon zèle pour le bien de l'humanité , et le désir que j'ai de concourir autant qu'il m'est possible aux progrès de l'art de guérir. J'ai tâché de coordonner ces Leçons avec clarté et précision , pour me faire comprendre , et écarter toute confusion et toute équivoque.

J'ai principalement tâché de rassembler en quatre Leçons une quantité de sujets par eux - mêmes très - vastes , parce qu'ils ont rapport à la plus grande partie des branches de la Physique et de la Médecine. Je les ai écrites pour les Praticiens et non pour les Naturalistes ; en conséquence, je n'ai fait qu'annoncer en passant les articles qui tiennentà l'histoire naturelle des vers, et je me suis uniquement attaché à ne parler que de ceux qui ont un rapport immédiat avec la Médecine pratique. Un aperçu exact des parties internes et externes qui composent le corps des vers ; la connoisance des caractères systématiques pour distinguer les principaux d'entr'eux qui logent dans le corps humain vivant ; quelques réflexions sur leur origine , autant qu'elles appartiennent à la Médecine ; l'histoire des phénomènes morbifiques qui viennent à l'instant de leur naissance ; ainsi que des maladies qui en sont le plus souvent la cause ; et enfin l'examen soigné des remèdes appropriés que l'on conseille pour les expulser du corps , et s'opposer encore à ce que le corps vivant n'en soit de nouveau infecté : voilà l'ensemble de la matière que j'ai traitée dans ces quatre Leçons , qui offrent ainsi un moyen assez vaste au médecin qui raisonne , pour en multiplier le nombre autant qu'il voudra.

Je n'ai point négligé de profiter de tout ce que les plus célèbres Écrivains naturalistes et médecins ont publié sur les vers humains. Pour rendre ces Leçons plus instructives à mes Élèves , je me suis approprié toutes les connoissances des autres , et les ai fait imprimer sans y faire aucun changement. J'ai jugé à propos de joindre à chaque Leçon des citations ; on jugera par-là des sources où j'ai puisé les connoissances les plus exactes. Le Lecteur sera ainsi à même de consulter les meilleurs ouvrages qui parlent des matières que j'ai traitées.

J'ai joint à ces Leçons cinq superbes planches , gravées avec tout l'art et toute la précision possible , par un des plus excellens artistes. De cette manière, le Lecteur reconnoîtra plus facilement les parties qui caractérisent les vers qui y sont décrits. Je puis garantir de la fidélité des planches ; elles ressemblent toutes à leurs originaux , les ayant confrontées avec les échantillons qu'on voit encore dans la célèbre collection de l'illustre *Goeze*, et qui est conservée dans le Muséum d'histoire naturelle de l'Université de Pavie.

Impartial appréciateur du mérite des Naturalistes et des Médecins, qui se sont appliqués sans relâche à l'étude des productions naturelles, je me suis fait un devoir des plus sacrés de reproduire dans mes planches des vers humains qu'ils ont examinés et décrits avec la plus grande exactitude. Les planches que l'on rencontre dans les ouvrages de *Bonnet, Marx, Pallas, Goeze* et *Werner*, sont les plus précieuses et les plus instructives de toutes celles qui ont paru jusqu'à présent, relativement aux vers humains. J'ai tâché d'en choisir les plus intéressantes ; et en les unissant aux planches des autres vers que j'ai trouvés décrits, et qui existent encore dans le Muséum pathologique de l'Université de Pavie, je puis me flatter de pouvoir présenter dans cinq planches un tableau des principaux vers du corps humain vivant, conforme aux Leçons, et qui sera surtout très-avantageux aux Médecins qui n'ont point les intéressans ouvrages des Naturalistes et des Médecins déjà cités.

FIN DE LA PRÉFACE DE L'AUTEUR.

TRAITÉ

TRAITÉ

DES

MALADIES VERMINEUSES.

PREMIERE LEÇON.

EXAMEN

DES PRINCIPAUX VERS HUMAINS.

§. Ier. CERTAINEMENT le sujet que nous devons parcourir est vaste, si nous voulons nous former une idée exacte de tous les vers que l'on rencontre dans le corps humain vivant (1). En nous en rapportant à tout ce qui a été dit par plusieurs observateurs illustres et dignes de foi, dans presque toutes les parties du corps humain, sans en excepter les plus cachées, il peut séjourner des vers d'un volume plus ou moins grand (2), et que les médecins n'ont point négligé de décrire, même d'une manière trop satisfaisante pour ne pas fixer notre attention. Cependant, si nous réfléchissons que la plus grande partie des vers trouvés çà et là dans le corps humain, outre qu'ils n'ont point une forme constante, n'occupent point toujours les mêmes parties, et que nous ne connoissons point de phénomènes particuliers de leur présence dans tel ou tel autre organe, leur histoire semble devoir plutôt intéresser la curiosité du naturaliste que la sagacité du médecin, dont le principal objet est de s'appliquer à l'étude des choses qui peuvent être d'un avantage immédiat à l'humanité souffrante (3). Je laisse donc de côté l'inutile examen de ces vers, que j'aimerois mieux appeler anomales ; je passe à la description de ceux que l'on rencontre constamment dans le corps humain, et qui sont tantôt la cause, ou tantôt l'effet de maladies très-graves et très-longues. La connoissance historique de ces vers, que j'appelle principaux, est d'autant plus importante, que l'expérience a clairement prouvé que chaque genre de ces vers n'est expulsé du corps vivant que d'après des modifications particulières du traitement général.

§. II. Jusqu'au grand *Linné* les médecins ne connoissoient que trois sortes de vers intestinaux (4). Les naturalistes, d'après les nouvelles découvertes, en ont ensuite augmenté la famille : divers écrivains très-éclairés en ont multiplié le nombre, dans ces derniers temps, et ont fini par introduire de l'obscurité dans la classification des vers humains (5). Si, admettant le résultat des observations les plus exactes des meilleurs naturalistes, consultant les classifications qu'ils ont données des vers en général et en particulier, je les compare avec les modèles qui sont conservés dans nos Musées, et avec ceux que j'ai souvent eu occasion de rencontrer dans les autopsies cadavériques, ou avec ceux qui ont été expulsés encore vivans par les malades soumis à mes soins ; je crois avoir eu des motifs suffisans pour présenter aux médecins les principaux vers du corps humain réduits à une seule classe particulière.

Car , outre qu'ils leur offrent une foule d'objets dignes de leurs études, tels que leur singulière origine , et leur développement prodigieux , ils autorisent d'ailleurs le parti que j'ai pris de les séparer des autres vers, et d'en établir une classe particulière qui comprend :

1°. Les *Taenia* ;

2°. Les *Vers Vésiculaires* ;

3°. Les *Tricocéphales* ;

4°. Les *Ascarides Vermiculaires* ;

5°. Les *Lombricoïdes*.

§. III. Nos vers , comme les autres animaux, contiennent dans leurs corps du vrai sang rouge, qui, suivant les observations de *Müller* (6), circule dans une artère , et du sérum blanchâtre qui coule dans une veine. Leur texture externe est admirablement organisée (7). Intérieurement , ils sont pourvus d'une construction d'organes qui surprend l'imagination humaine (8). C'est ici le cas de remarquer , que pour reconnoître la singularité de leur structure interne ou externe , il ne faut jamais se fier à les considérer morts, ou roides de froid , ou endurcis par la force de l'esprit-de-vin, ainsi que par l'eau chaude : les parties du ver sont dans ces cas altérées, irrégulièrement contractées, et d'une grosseur qui surpasse l'état naturel. Mis dans l'eau tiède, ils se conservent mieux, s'altèrent moins, et sont plus à portée d'être soumis à nos observations.

PREMIER GENRE.

T AE N I A (9).

§. IV. Les *Taenia* sont des vers très-longs, qui paroissent résulter d'une chaîne d'articulations plattes, unies ensemble par le moyen d'un bord plus ou moins large, plus ou moins épais. Les membres ou les articulations du *Taenia*, suivant que l'on aime mieux les appeler, quand ils sont unis les uns aux autres, offrent, au premier coup d'œil, des particularités remarquables, soit à cause de leur largeur, soit à raison de leur grosseur ou de leur ténuité, soit parce que dans le bord latéral de quelques-uns l'on voit certaines papilles perforées, soit enfin par rapport aux lignes longitudinales qui parcourent le centre de leurs corps (10). Cependant je puis assurer que toutes ces prétendues particularités n'existent pas toujours dans la même espèce, et qu'elles ne sont que des signes de l'âge du *Taenia*, et de la bonté des substances qui l'ont nourri aux dépens de la machine animale.

§. V. La longueur du *Taenia* est quelquefois si considérable, qu'elle semble presque incroyable. Dans les animaux mammifères, elle est ordinairement de neuf pieds de Paris jusqu'à douze (quatre mètres), et dans l'homme jusqu'à vingt-cinq ou trente (de huit à dix mètres). *Rosenstein* (11) a vu dans une seule fois sortir un *Taenia* qui surpassoit en longueur quatre-vingts bras, (cent vingt-huit mètres). *Van-Doeveren* (12) rapporte l'histoire d'un paysan qui, après avoir pris un émétique, évacua quarante bras de *Taenia* (soixante mètres), et il en auroit vraisemblablement rendu davantage s'il n'eut pas rompu le ver, craignant que tous les intestins ne vinssent au-dehors. Si *Baldinger* n'exagère point dans son ouvrage (13), il parle d'un *Taenia* de la

longueur de plus de sept cents pieds ,
(deux cents mètres). Dans le cabinet de
l'Université on en conserve un qui surpasse en longueur quarante - sept bras ,
(environ soixante - dix mètres).

§. VI. L'on divise ce ver en tête , cou ,
corps et queue.

La tête est quelquefois si petite , que
l'on ne peut pas la distinguer sans l'aide
d'un microscope. Elle ressemble à un
petit tubercule (14), qui se relève sur la
dernière extrémité de son corps , que l'on
appelle cou (15). Elle est fournie de quatre
ouvertures (16), qui sont proéminentes
dans les uns , et beaucoup plus enfoncées
dans les autres. De chacune de ces quatre
ouvertures part un canal nourricier qui
s'étend à toutes les articulations. *Bloch* a
remarqué que la tête de quelques *Taenia* est
armée d'une espèce de trompe qui se peut
allonger et raccourcir (17). Si on examine
avec le plus grand soin la tête des *Taenia*
humains et des animaux, l'on voit dans quelques - unes plusieurs petits crochets (18);
si on les regarde avec le microscope, on
voit qu'ils sont arrangés en forme d'une

double couronne (19); tandis que d'autres, quoique soumises au même microscope, paroissent tout-à-fait exemptes de cette particularité, et semblent au contraire fournies de bouche et de divers filamens tout autour du cou (20).

Le cou est le résultat de l'assemblage de petites articulations qui s'élargissent, s'allongent et grossissent à mesure qu'elles s'éloignent de la tête et s'approchent du corps du *Taenia*. Ainsi l'on peut dire que les articulations augmentent peu à peu en s'approchant du centre du corps de ce ver (21). Je regarde cette connoissance comme une chose très-intéressante, attendu que le cou d'un très-long *Taenia*, confronté avec son corps, ne paroît point appartenir au même animal (22) : aussi plusieurs naturalistes se sont trompés et ont subdivisé en deux espèces particulières le même ver.

Le corps du *Taenia* est formé par des articulations complètes, que nous dirons tout-à-fait accomplies (23), dans lesquelles les papilles sont très-visibles, et ouvertes à leur sommité, soit qu'elles soient symétriques (24), soit qu'elles soient situées sans ordre aux bords latéraux du *Taenia* (25).

Enfin la queue se termine par un morceau tout-à-fait tronqué (26), ou par un morceau tronqué , élevé sur ses parties latérales , en forme de deux crochets, arrondis à leur sommité. Ces crochets sont tous les deux munis des mêmes petits trous , que l'on observe sur les papilles dont nous avons parlé. Le bord de chaque anneau , qu'unissent les articulations , est légèrement concave vers la queue , et au contraire un peu convexe vers la tête. De cette manière le diamètre du corps du *Taenia* s'amincit à mesure qu'il s'approche de l'une des deux extrémités.

§. VII. La grosseur et la forme externe du *Taenia* de la même espèce est encore différente. Un malade que j'ai soigné dans l'Institut clinique de Pavie , rendit , en plusieurs morceaux , dans l'hiver de 1797 , le *Taenia* représenté dans la fig. I , II de la planche Iere. Dans ces morceaux l'on découvrit la tête , que nous vîmes fournie des susdits crochets , ainsi que la dernière extrémité de son corps , que nous avons appelée queue. L'ensemble de tous ces morceaux pouvoit être long de neuf à dix bras (de quinze à seize mètres). Le même malade , dans l'été suivant , se délivra d'un *Taenia*, représenté encore dans la planche I à la fig. III. Dans cette réunion de morceaux nous retrouvâmes encore la tête armée de crochets ainsi que la queue : sa longueur pouvoit être d'environ vingt - cinq bras (trente - huit mètres). L'on ne peut pas supposer deux *Taenia* de différente espèce demeurer ensemble dans le même individu ; mais il est plus croyable que tous les deux s'étant développés dans le même temps , le premier a été évacué dans un âge peu avancé, et que le second s'est développé et a grossi, uniquement pour avoir séjourné dans le corps environ quatre mois de plus que l'autre. Cela admis , l'on voit bien que si le *Taenia* fût resté encore quelques mois dans les intestins , il n'y a aucun doute qu'il seroit devenu plus long et plus gros , comme celui que j'ai représenté à la figure Iere. de la planche II , et qu'il auroit pu acquérir encore la forme du gros *Taenia* cucurbitain, que l'on voit dans les planches de *Andry* (27), de *Clerici* (28), et de *Vallisneri* (29), dont les articulations peuvent surpasser la largeur d'un demi-pouce. Si les animaux et les végétaux, même dans l'enfance, dans l'adolescence, dans la puberté et dans la vieillesse, font voir une très - grande variété dans leurs formes, qui sont particulières à toutes les périodes de la vie, comment pourroit - on prétendre que les *Taenia* puissent avoir les mêmes formes, soit dans l'instant de leur développement, soit après l'accroissement total de leur corps ? En général les *Taenia* humains ne demeurent pas dans les intestins tout le temps qu'il leur faudroit pour parvenir à leur perfection ; puisque, avant cette époque, ils sont artificiellement expulsés, ou bien accidentellement tués et évacués. C'est par cette raison que l'on obtient rarement les gros *Taenia* cucurbitains, tels que nous les décrit particulièrement *Vallisneri* (30), et dont, par leur seule grosseur, quelques - uns se sont cru autorisés à en faire une espèce différente (31).

La diversité de la structure externe du *Taenia* de la même espèce, ne dépend pas seulement des différens âges. La nature du terrain , du climat , des alimens , différente dans les divers pays , explique la grande influence sur les changemens et sur les variétés de forme de tous les êtres vivans. C'est ainsi que je crois que la constitution naturelle de l'organisme animal , que nous voyons altérée de mille manières , contribue , bien plus qu'on ne le pense communément , à la variation des formes extérieures des *Taenia* de la même espèce. En effet , les habitans du Nord sont plus sujets que les autres au *Taenia* gris (32) ; les Suisses au *Taenia* plat ; nous autres Italiens et les habitans de la Basse-Saxe au *Taenia* cucurbitain , etc. L'état de foiblesse ou de force du malade , celui de santé ou de maladie du même ver , sont des circonstances qui peuvent concourir à rendre le *Taenia* plus ou moins petit , plus ou moins compacte , plus ou moins gros , plus ou moins dur , plus ou moins développé. Les courbures du canal intestinal, la pression des viscères voisins et autres causes accidentelles semblables, altèrent notablement le développement de quelque portion du *Taenia*.

§. VIII. Nous n'avons point une description exacte des parties internes de ce ver (33). L'on sait seulement qu'il appartient à la classe des ovipares, parce que dans chaque articulation existe un ovaire d'une nature particulière, qui tantôt a la forme d'un tubercule, tantôt celle d'une petite grappe de raisin ou tout-à-fait dendroïde. Si l'on regarde ces ovaires avec le microscope, l'on y découvre une quantité prodigieuse d'œufs (34), qui sont d'une grosseur variée, d'un contour différent, et parfaitement obscurs lorsqu'ils sont près de leur maturité (35). Les articulations des *Taenia* sont, dans quelques-uns, longues et étroites ; dans d'autres, courtes et larges ; et enfin on en rencontre qui sont presque carrées, légèrement applaties, qui expulsent les œufs par les papilles perforées que l'on observe aux parties latérales, et qui, suivant *Bloch,* communiquent par le moyen de deux canaux avec les ovaires. Quelques naturalistes nous assurent que les vaisseaux séminaux s'ouvrent près des ovaires, et que le ver arrose de semence les œufs dans l'instant qu'il les dépose. L'on en a donc tiré de là la conclusion suivante, que ces vers sont hermaphrodites, d'autant plus qu'on n'a pas encore découvert en eux l'unité de sexe (36). *Bloch* a souvent observé deux de ces œufs tellement unis ensemble qu'ils paroissoient n'en former qu'un seul; il ne pouvoit les séparer qu'après les avoir fait tremper pendant quelque temps dans l'eau tiède (37). Cependant ce sage auteur a observé qu'une telle adhérence pouvoit encore dépendre d'une agglutination des mêmes œufs enveloppés par une abondante humeur visqueuse. Cette observation n'est donc pas suffisante pour prouver l'existence des deux sexes dans le *Taenia*, et un tel argument, qui n'est pas encore assez éclairci, offre à nos modernes naturalistes un vaste champ de méditation.

§. IX. Quelques savans écrivains ont prétendu que le *Taenia*, comme la *Sertulaire*, (zoophyte) s'allonge moyennant l'apposition de nouveaux anneaux. Maintenant il est cependant prouvé que cette opinion est fausse, et l'on peut avec certitude affirmer que le *Taenia*, comme tous les autres êtres vivans, se grossit et s'allonge par l'apposition d'une matière homogène reçue et préparée dans ses viscères. Les membres qui existent en miniature dans l'œuf du *Taenia*, se développent jusqu'à leur grandeur naturelle aussitôt qu'il en sont sortis. *Bloch* ayant examiné plusieurs petits *Taenia*, à l'aide d'un excellent microscope, les découvrit fournis d'une quantité prodigieuse d'articulations extraordinairement petites, que l'on ne pouvoit nullement voir à l'œil nu (38).

§. X. Les *Taenia* jouissent d'une vie très-tenace. *Coulet* (39) affirme qu'ils restent en vie pendant plus de douze heures dans le bouillon de veau bouillant, et aussi agiles qu'au premier moment. Le docteur *Fax* (40) faisant cuire un *Taenia* à feu lent, observa qu'il mourut d'autant plus vîte qu'il y mettoit du sel (muriate de soude). En général ces vers soutiennent autant que les autres, avant de mourir, un très-grand degré de chaleur (41) ; ce qui n'est pas trop en faveur de la perfection des sens que leur ont accordée divers écrivains (42).

§. XI. Sa demeure ordinaire est dans les intestins grêles ; quelques-uns l'ont encore rencontré dans l'estomac. Le plus souvent, il est situé ayant la tête tournée vers la partie supérieure, et la queue s'étendant tout le long de la partie inférieure du tube intestinal. L'on dit que ce ver s'insinue avec sa tête d'une manière étonnante dans la membrane muqueuse des intestins, et qu'il y reste solidement attaché. Le docteur *Tyson* raconte avoir vu dans un chien ouvert un *Taenia* vivant, dont la queue étoit pendante dans le rectum ; la tête étoit si profondément enfoncée dans les intestins grêles, qu'à peine il pût la détacher avec l'ongle (43). L'on doit conclure de là avec *Rosenstein* et tous les praticiens, que l'on ne peut pas être délivré du *Taenia* jusqu'à ce que sa tête soit sortie.

§. XII. Le mouvement du corps du *Taenia* est singulier, et se réduit enfin à une véritable spirale. Les articulations postérieures sont celles qui s'éloignent des antérieures ; elles s'allongent et se courbent tour à tour, de manière que le *Taenia* devient tantôt plus étroit et tantôt plus large : en un mot, dans son mouvement, il se roule comme par ondulation, et c'est pour cela que quelquefois il semble plus long qu'il ne l'est réellement.

Quelquefois le *Taenia* sort spontanément de l'anus, sans produire la moindre sensation ; le plus souvent la tête ne se détachant point de la membrane muqueuse des intestins, les mouvemens de son corps en divers sens, sont la cause de phénomènes morbifiques particuliers, que nous indiquerons dans la troisième leçon. C'est d'après ces mouvemens irréguliers du corps du *Taenia*, qui çà et là est comprimé par les duplicatures du tube intestinal, que se forment dans le trajet de son corps des nœuds, tantôt simples, tantôt doubles (44), qui se conservent aussi lorsqu'il est évacué, et semblent faits artificiellement.

§. XIII. Tous les *Taenia* que l'on rencontre dans les intestins humains, ne sont point de la même espèce. Cependant je ne puis pas être de l'opinion de ces médecins et naturalistes, qui, en admettant pour caractère distinctif du *Taenia*, plusieurs caractères vagues et incertains, en ont multiplié les espèces à l'infini, et ont outre-passé les bornes de la nature prévoyante (45).

Hippocrate ne parle que d'un seul *Taenia* (46), et affirme que les maladies qu'il produit ne sont pas toujours mortelles. Tous les médecins après lui n'en ont admis qu'une seule espèce, jusqu'au temps que *Plater*, sans les distinguer, en annonça deux espèces (47).

Andry, après avoir examiné les deux *Taenia* humains, adopta pour caractère spécifique de l'un, les petits nœuds qui le traversent dans toute sa longueur, et il l'appela *Taenia sans épines*, et l'autre *Taenia épineux* (48).

Cette distinction sembla trop générale à *Bonnet*; sans en augmenter le nombre des espèces, il appela, eu égard à la longueur et à la petitesse des articulations, *Taenia à articulations longues*, le *Taenia* sans épines , et celui avec épines , *Taenia à articulations courtes* (49).

Linné croyant voir un caractère particulier dans la position et dans le nombre des papilles , en décrivit trois espèces (5o), en appelant la première *Taenia solium osculis marginalibus solitariis* (51) , la seconde *Taenia vulgaris osculis lateralibus geminis* (52), et la troisième *Taenia lata osculis lateralibus solitariis* (53).

Pallas , pour ne pas s'éloigner des caractères d'*Andry ,* de *Bonnet* et de *Linné,* en adopta six espèces (54) , dont , suivant le célèbre *Bloch* , les deux dernières ne peuvent nullement appartenir au genre des *Taenia.*

Goeze ayant reconnu fausse la cinquième et sixième espèces des *Taenia* décrits par *Pallas ,* n'admet seulement que les quatre premières (55) , en annonçant même encore de l'incertitude sur la quatrième espèce (*Taenia tenella*) , qu'il croit être plutôt une variété du *Taenia* plat (56), qui constitue la troisième espèce.

Sans faire tort au mérite de trois grands naturalistes , tels que *Linné , Pallas* et

Goeze, en réfléchissant sur leurs écrits, et en contemplant les figures qu'ils y ont jointes du *Taenia*, l'on voit que les carac‑ tères qu'ils ont voulu tirer de la diversité des espèces, sont sujets à de bien graves exceptions. Les articulations même les plus larges peuvent, dans certaines circons‑ tances, se contracter, se resserrer, et avoir encore une largeur et une grosseur qui varie dans les différentes périodes de la vie du ver. L'on peut dire la même chose des papilles latérales et des bords, ainsi que des nœuds : parties que très‑souvent l'on ne voit point dans les articulations du jeune *Taenia*, sans l'aide d'un excellent microscope ; ils deviennent au contraire peu à peu visibles, à mesure que le ver devient grand et gros. Aussi il faut avouer que ceux qui établissent des divisions sys‑ tématiques sur des caractères aussi vagues et incertains, ont répandu de l'obscurité dans les questions qu'ils auroient dû éclair‑ cir. Voilà comme quelques célèbres natu‑ ralistes, pour avoir eu trop de confiance à des caractères vagues, ont confondu les espèces, que, pour suivre l'ordre de

la nature , ils auroient voulues trop distinctes (57).

S'il y a dans les *Taenia* des caractères
constans , immuables dans tous les âges
du ver, même visibles à l'œil nu , on
les voit , dans la tête de quelques-uns ,
armés de crochets , comme nous l'avons
indiqué ci-dessus (58). Sur ces caractères ,
que l'on peut dire spécifiques , *Bloch*
fonda la division de tous les *Taenia* intestinaux , en *Taenia* armés et en *Taenia* non-
armés , division qui convient encore pour
les *Taenia* humains. Cette division , outre
qu'elle n'est point sujette à des changemens inconstans , devient pour les médecins beaucoup avantageuse ; les praticiens
n'ignorent point que le *Taenia* armé , en
s'insinuant dans la membrane muqueuse
des intestins, avec une plus grande force
que le *Taenia* non-armé , produit dans des
parties aussi sensibles des piqûres profondes , et occasionne quelquefois des
symptômes atroces , et demande des remèdes très-efficaces pour être expulsé du
tube intestinal. Je passe donc à l'examen
de ces deux espèces , qui sont les seules

qu'on rencontre dans les intestins humains (59).

Espèce première. Tænia humain armé.

§. XIV. C'est celui que l'on connoît
sous le nom de *Taenia* cucurbitain, ou de
ver solitaire (60), qui, quoiqu'on le trouve
décrit et dessiné dans plusieurs ouvrages
classiques d'histoire naturelle (61), a cependant donné encore lieu à beaucoup
d'équivoques de la part d'hommes vraiment illustres, ce dont, suivant *Bloch*
même, l'esprit humain doit être beaucoup
humilié. Chez nous il est commun (62),
puisque les *Taenia* qui sont expulsés par
la plus grande partie de nos malades,
appartiennent à cette espèce.

Ce *Taenia* tout particulier à l'homme (63),
varie suivant l'âge et la diversité des alimens qu'il se procure dans le tube intestinal, suivant la longueur de tout le corps,
et la grosseur et dimension des articulations ou internœuds, comme il a plu
à *Werner* de les appeler. En effet, nous
observons qu'elles sont très-minces et très-

délicates dans le cou (64) ; presque carrées dans le corps des plus jeunes, et après
le cou, dans les plus âgés (65) ; en forme
de parallélograme dans les plus anciens (66);
en forme de parallélograme et fort larges
dans les *Taenia* plus gros (67) ; ovales et
oblongues dans quelques-uns (68) ; enfin
dans d'autres de la longueur d'un demi-
pouce (69), etc. L'on voit que de cette manière la forme extérieure des jeunes diffère
de celle des plus âgés ; et l'apparence externe
de ceux-ci semble toute différente de celle
d'un *Taenia* arrivé à un état d'accroissement
parfait. Cette diversité accidentelle a été
donc bien mal à propos regardée comme
un indice caractéristique des espèces particulières, ainsi que nous l'avons déjà dit
ailleurs (70) ; et les naturalistes sont tom-
bés dans une grande erreur, surtout ceux
qui, aveuglés par l'autorité des médecins arabes, ont cru voir dans chaque
grande articulation de ce *Taenia* un ver
particulier (71).

§. XV. La tête de ce *Taenia* a été le sujet
de plusieurs questions. *Welschius* (72) et
Linné (73) ont penché à le croire *acéphale*;

Rhodius (74) et *Forestus* (75) sont les premiers qui ont parlé, décrit et dessiné la tête de ce ver d'une manière tout-à-fait monstrueuse et éloignée de la vérité. Après, *Malpighi* nous l'a présenté avec la tête fournie d'yeux, de narines, de bouche, de dents, comme on peut le voir dans une figure vraiment grotesque rapportée par *Leclerc* (76). Nous devons à *Andry*, à *Tyson*, à *Bonnet*, et à *Rœderer* (77) une description plus soignée de la tête de ce ver, davantage éclairée par *Leske*, *Pallas*, *Müller*, *Bloch*, *Goeze* et *Werner*.

A l'œil nu, on le voit armé de deux appendices pointus et protubérans, qui, par analogie, s'appellent crochets (78), et constituent le caractère spécifique de cette espèce, puisque l'autre en est privée. Si l'on observe avec le microscope la partie antérieure de la tête de ce *Taenia*, en l'étendant un peu, les crochets, que l'on voyoit à l'œil nu, se déploient en une couronne parfaitement circulaire et étoilée, dans le centre de laquelle existe la trompe (79).

§. XVI. Latéralement dans un carré,

s'ouvrent les quatre canaux latéraux (80) qui traversent toute la longueur du ver(81). Le centre du *Taenia* est encore traversé par un canal appelé moyen (82), qui commence vers la trompe de la tête, et s'étend jusqu'à la queue, donnant à chaque articulation des rameaux qui ont une figure qui approche beaucoup des cornes du cerf, et qui s'anastomosent entre eux d'une manière étonnante, comme on peut le voir à l'œil nu dans les articulations bien développées (83). Il n'est pas encore bien décidé par les naturalistes, si le canal moyen d'un anneau communique avec l'autre, quoique *Winslow* (84), *Vandelio* (85) et *Pallas* (86) affirment l'avoir injecté dans toute la longueur du ver (87). L'on sait seulement de certain que dans le canal, il est contenu une humeur composée de substance globuleuse et albumineuse ; la première ressemble beaucoup au jaune (88), et la seconde au blanc d'œuf (89). *Goeze* décrit les œufs comme enveloppés d'une substance jaunâtre, qui mis dans l'eau se dissout en petits grains (90). L'on sait en outre de certain, que dans les articulations où l'on rencontre les ovaires développés , tout remplis d'œufs , les plus mûrs sont ceux qui , de la moitié du corps du ver, s'étendent vers sa queue (91).

§. XVII. Les bords latéraux ou les marges de chaque articulation du *Taenia* armé , sont munis d'une papille à l'extrémité de laquelle on observe une ouverture oblongue (92), que *Goeze* fait remarquer comme séparée par une ligne (93). Ces papilles, fournies d'une petite bouche, n'occupent qu'une des marges de chaque anneau ; leur disposition est pourtant telle, que quelquefois dans un anneau on les voit dans la partie latérale droite, dans le suivant dans la partie latérale gauche (94) , et d'autres fois s'élevant dans deux, trois , quatre , cinq, et même jusque dans six anneaux du même côté, et aussitôt après dans une ou deux articulations du côté opposé (95). Il est probable que la structure interne de ces papilles résulte d'un tissu de fibres ; tandis que , s'il faut en croire *Rosenstein*(96), lorsque le ver vit, il a le pouvoir de les porter dehors et de les faire rentrer.

Les petites bouches des papilles communiquent avec les ovaires , et pour cela on doit les regarder comme les dernières extrémités des conduits des œufs (97). *Goeze,* quoique persuadé que le *Taenia* suce sa nourriture par le moyen des quatre ouvertures situées à la tête , croit cependaut que les papilles latérales absorbent la nourriture nécessaire pour alimenter la moitié postérieure de ce très-long ver (98). Cela admis , leur orifice seroit double , puisque nous avons remarqué que l'on peut en tirer les œufs du *Taenia* (99) ; comme tous les naturalistes en conviennent (100).

§. XVIII. Que les *Taenia* naissent directement des œufs , déposés par la même espèce , l'on ne peut plus en douter (101). *Pallas* (102) introduisit dans le ventre d'un petit chien quelques œufs d'un *Taenia canina* : un mois après il ouvrit le ventre de l'animal , et dans ses viscères trouva divers petits *Taenia,* fournis d'anneaux très-courts , qui n'étoient pas plus longs qu'un pouce.

Nous sommes redevables à *Werner* de la découverte des parties de la génération

de ce *Taenia*. Il a démontré que dans chaque anneau existent les organes qui constituent les deux sexes (103), et il a ainsi
vérifié le doute prononcé par les naturalistes , relativement à l'espèce hermaphrodite de ce ver (104). Suivant ses observations , deux canaux s'ouvrent donc dans
la papille marginale de chaque anneau :
le supérieur se termine en un tubercule
rond , qui paroît être le mâle ; l'infé-
rieur tortueux tout-à-fait rempli d'œufs, et
qui dans la dernière extrémité devient
grand et en cul-de-sac , semble former le
sexe féminin. Il n'y a donc aucune merveille si les œufs du *Taenia* sont fécondés à
l'instant même qu'ils sont déposés (105).

Seconde espèce. Tænia *humain non armé.*

§. XIX. Le plus grand nombre des
médecins et des naturalistes ont accordé
à ce ver le nom de *Taenia lata* (*Taenia*
large) (106) : c'est à *Bonnet* (107) que nous
en devons la première description exacte.
Ainsi je crois bien faire d'en rapporter ici
la figure que lui-même a fait dessiner (108),

parce que je la trouve la meilleure de toutes celles que l'on a publiées dans ces derniers temps. Elle a en outre l'avantage d'être fidèle.

§. XX. La forme externe du *Taenia* non armé est plate , en forme de rubans : sa couleur est blanche , ce que *Pallas* regarde comme un de ses caractères spécifiques (109) : sa structure ordinaire semble être grossière, dense ou membraneuse. Ses articulations sont disposées d'une manière si particulière, qu'on peut à l'œil nu le distinguer clairement du *Taenia* armé. Quelquefois son corps est, depuis le cou , régulièrement entrecoupé par des marges transversales , non différentes de celles qui réunissent les articulations du *Taenia* cucurbitain ; aussi au premier coup d'œil on pourroit le confondre avec celui-ci s'il n'étoit plat et mince. Tel est le *Taenia* plat décrit par *Marx ,* et que moi-même je soumets , à cause de cette singularité , à l'examen de mes lecteurs (110). En général les articulations du cou sont très-minces et presque imperceptibles : celles qui viennent après , s'approchent de la figure d'un carré, ensuite augmentent en largeur dans son corps en s'étendant très-peu en longueur, et elles continuent de cette manière jusqu'à la queue, qui représente la figure d'un morceau tronqué. Les marges latérales deviennent irrégulières, et sont appelées par les naturalistes fermées.

Leur longueur varie. Les plus longs *Taenia* humains que *Pallas* a vu étoient de dix-huit à vingt pieds de Paris, (six à sept mètres). *Bloch* envoya à *Goeze* un de ces vers en plusieurs morceaux, rendu par une femme de Berlin, dont tout l'ensemble étoit de soixante bras et demi, (quatre-vingt-deux mètres). Sa grosseur, sa longueur et sa largeur sont en raison de l'âge et de la nutrition qu'il se procure dans les intestins humains, comme nous l'avons dit de la première espèce (111).

§. XXI. La tête en est très-petite ; elle est fournie aussi de quatre papilles latérales, et d'une papille dans le centre de laquelle *Werner* a aussi vu la trompe (112). Cette papille centrale n'a point la couronne des crochets qui entoure la trompe du

Taenia armé. Les quatre papilles sont aussi dans ce *Taenia*, les orifices des quatre canaux latéraux qui parcourent dans leur marge, toutes les articulations du ver jusqu'à la queue. Le canal moyen se rencontre aussi dans le centre de chaque articulation : l'on ne sait point s'il communique avec celui des anneaux voisins, attendu que ni *Pallas*, ni *Goeze* n'ont pu l'injecter dans toute sa longueur, comme *Winslow* assure y avoir réussi (113).

Le cou est tout autour couvert de filamens blanchâtres (114), qui le rendent lanugineux.

En commençant de la partie la plus étroite de son corps, et en poursuivant jusqu'à la queue, la superficie de chaque anneau est transversalement distincte par des lignes sillonnées (115), qui, si on les observe avec le microscope, offrent un cordon de trois lignes (116). Toutes les deux marges latérales de chaque anneau sont munies d'une papille perforée qui s'étend vers les ovaires, renfermés dans la substance desdits anneaux (117).

§. XXII. Dans le centre de chaque

anneau l'on découvre les ovaires, réunis en un nœud d'une figure ovale (118) et pointus dans une extrémité. Ces ovaires, groupés ensemble, furent pris par *Bonnet* pour autant de glandes, auxquelles il donna le nom de champs fleuris (119). Sur la partie supérieure de chaque anneau, s'ouvre un canal petit et rond dans le point élevé qui correspond au centre des ovaires. *Pallas* affirme que c'est par ce canal que le ver dépose ses œufs (120). Il n'est point impossible que l'ouverture des papilles marginales puisse servir au sexe mâle du ver, ainsi qu'à sucer, comme nous l'avons dit du *Taenia* armé.

A cause de la grande difficulté de pouvoir se procurer parmi nous ce *Taenia*, sinon vivant, au moins frais, nous n'avons encore pu pousser les diverses recherches nécessaires pour avoir une exacte connoissancé de sa structure interne.

SECOND GENRE.

DES VERS VÉSICULAIRES.

§. XXIII. *Joseph Ricci*, de Pavie, âgé

d'environ cinquante-cinq ans , d'un tempérament foible , se nourrissant mal , depuis trois mois sujet aux fièvres intermittentes , et tourmenté par de violentes affections de l'âme , fut attaqué en route , dans la matinée du 26 novembre de l'année 1797 , d'une violente torpeur des extrémités inférieures. S'étant traîné chez lui d'un pas incertain et vacillant , il fut tout à coup pris d'une douleur violente dans la partie supérieure de la tête, et à l'instant qu'il appeloit du secours , il tomba par terre sans connoissance. Transporté immédiatement dans l'hôpital clinique , je le trouvai frappé d'une véritable apoplexie, d'un caractère tout-à-fait asténique ou nerveux, comme la plus grande partie des médecins l'appellent. Les excitans , tant intérieurement qu'extérieurement furent appliqués sans effets , puisque le malade mourut vers le minuit suivant. Le cadavre fut transporté dans l'amphithéâtre anatomique de l'Université , où l'on procéda à l'ouverture de la tête, et ne voyant rien de notable dans la substance externe du cerveau , nous essayâmes

de mettre à découvert les deux ventricules latéraux , qui étoient gonflés de
sérum sanguinolent. C'est là que je vis
une chose à laquelle je ne m'attendois
point : deux grosses grappes d'hydatides
s'étendoient le long des plexus choroïdes
auxquels elles étoient intimement unies ;
et pour les séparer, je fus obligé de déchirer
la substance de ces mêmes plexus (120).
Chacune de ces deux grappes d'hydatides
étoit longue d'environ deux pouces, grosse
et étendue dans son extrémité inférieure ,
qui nageoit dans le fond des ventricules ;
et elle étoit terminée à son sommet par
un long cordon replié de diverses manières (121), qui s'attachoit fortement à
la cloison qui sépare antérieurement les
deux ventricules.

Ce double amas d'hydatides si régulièrement disposées, étant enlevé du cerveau
et attentivement examiné, nous vîmes que
dans chaque petite vessie étoit contenu un
véritable ver d'une structure tout-à-fait
singulière.

§. XXIV. Il étoit composé d'une tête
semblable à celle des *Taenia* et d'une vessie

remplie d'eau, et organisee d'une manière
surprenante (122). La vessie sembloit résulter de trois membranes diverses : la
première externe , mince , transparente
et très-luisante ; au-dessous de celle-ci,
on voyoit encore un ordre de fibres circulaires très-minces, lesquelles étoient éten-
dues sur une autre membrane veloutée
qui tapissoit la cavité interne de la petite
vessie. Chaque petite vessie étoit donc un
de ces vers auxquels *Bloch* donne le nom
d'hermites (123) , pour le distinguer du
ver *Vésiculaire social*, qui est aussi formé
d'une vessie remplie de trois cents et même
quatre cents petits vers (124). La partie
interne de la vessie ne contenoit que de
l'eau , et malgré toutes les recherches que
nous avons pu faire , nous n'avons pu y
découvrir le moindre indice d'aucun organe qui serve à ses fonctions naturelles.
Très-singulière espèce de vers !

La figure de la petite vessie est tantôt
ronde , tantôt oblongue , tantôt angu-
laire, etc. Si le ver vit, en comprimant légèrement l'extrémité de son long cou , la
tête paroît fournie de crochets , et d'une

petite bouche pareille à celle que l'on voit dans la tête du *Taenia* armé.

§. XXV. Dans les écrivains, l'on trouve confusément décrit notre Ver vésiculaire sous divers noms. Il fut appelé *Hydatis animata* par *Peyer* (125), *Ova in porcis* par *Bartholin* (126), *Lumbricus hydropicus* par *Tyson* (127), *Hydra hydatula* par *Linné* (128), *Taenia hydatoïde* par *Pallas* (129), *Taenia vesicularis* par *Goeze* (130), *Taenia hydatigena* par *Fischer* (131) et par *Werner* (132). Je l'ai nommé Ver vésiculaire, parce qu'un tel nom me semble plus propre et plus convenable (133).

§. XXVI. Ce ver a été rencontré plusieurs fois, non-seulement dans le cerveau, mais encore dans diverses autres parties de notre corps, par plusieurs illustres médecins (134). Suivant les observations de *Koelpin* (135) et de *Walther* (136), la plus grande partie des hydatides se réduit à des véritables Vers vésiculaires (137). *Pallas* est porté à croire que l'hydropisie enkystée peut être produite par un peloton de Vers vésiculaires (138).

§. XXVII. Il semble que l'on peut

déduire des observations recueillies, que ce ver demeure plutôt dans les parties du corps qui sont plusabondantes en vaisseaux lymphatiques ; il s'attache avec sa tête, à leurs rameaux, suce ainsi la lymphe qui y est contenue, et remplit de cette manière la petite vessie qui constitue son corps. Ses proéminences sont en forme de crochets, à la manière du *Taenia* armé ; sa tête en est fournie et ressemble à une couronne de rides qui sert certainement à fixer la papille qui s'ouvre dans le centre de sa tête, vers les parties de notre corps, et qui prend son aliment à nos dépens.

C'est pourtant une chose assez singulière que ce ver ; il se rencontre seulement dans les parties les plus cachées de notre corps, et qui sont tout-à-fait exemptes de la moindre communication avec les choses extérieures. Jusqu'à présent on n'est pas encore arrivé à découvrir la plus petite trace de ses œufs. Ne pourroient-ils pas se développer dans l'intérieur des vaisseaux lymphatiques ? (139).

§. XXVIII. Notre Ver vésiculaire diffère de ceux que l'on voit dans le foie des lièvres, des souris, et dans le cerveau des brebis, quoique celui-ci lui ressemble beaucoup. Dans l'homme, comme nous l'avons fait remarquer, un seul ver est renfermé dans chaque petite vessie : au contraire, dans les Vers vésiculaires des autres animaux, il y a plusieurs petits vers dans la même petite vessie. La tête du Ver vésiculaire humain est hors de la vessie, à laquelle il s'unit par le moyen du cou ; dans les Vers vésiculaires des animaux, ces petits vers vivent dans les parois de la vessie commune. Enfin, la petite vessie du Ver vésiculaire humain semble former le corps du ver ; et dans les Vers vésiculaires des animaux, la vessie n'est que le récipient commun pour contenir les vers. Les figures des Vers vésiculaires des lièvres et des brebis, données par *Goeze*, sont très-exactes ; elles méritent notre attention (140), afin de remarquer la diversité particulière qu'il y a entre ceux-ci et le Ver vésiculaire humain. *Bloch* est le seul qui les a bien su distinguer (141).

TROISIEME GENRE.

Du Tricocéphale.

§. XXIX. Le docteur *Wagler* est le premier qui ait décrit ce Ver (142); il a été trouvé par son professeur *Rœderer* et par lui-même, dans l'intestin cœcum de quelques soldats français qui, dans l'année 1760, furent attaqués à Gottingue de l'épidémie contagieuse. Le célèbre *Blumenbach* le trouva ensuite plusieurs fois dans les cadavres des personnes misérables et mal nourries (143). L'on peut dire que chez nous il est très-rare, puisque, à ma connoissance, aucun praticien n'a eu occasion de l'observer (144); *Wagler* et *Bloch* affirment l'avoir vu uniquement dans l'intestin cœcum : d'autres l'ont vu dans le trajet des gros intestins; et *Werner* (145) dit l'avoir trouvé dans la partie inférieure de l'iléum.

§. XXX. L'on trouve décrit le Tricocéphale, dans divers auteurs, sous les noms de *Trichuride* (146), *Ascaride trichuira* (147), de *Taenia spirille* (148) et de

Fuseragnelo codi setola (149) , ou Ver à queue. Le nom de Tricocéphale est celui qui lui convient le mieux (150).

§. XXXI. Quelques naturalistes , parmi lesquels on compte *Linné* , *Leske* et *Werner*, l'ont mal à propos classé dans le genre des Ascarides, quoique sa figure leur ressemble un peu. Mais il peut moins encore appartenir au genre des *Taenia*, dans le nombre desquels le rangea *Pallas*. *Bloch* et *Goeze* en ont ensuite formé un genre particulier , qui suit immédiatement celui des Ascarides (151.)

§. XXXII. Le corps de notre Tricocéphale a le plus souvent la forme d'une ligne spirale (152), et sa partie la plus large ne surpasse pas en diamètre la moitié d'une ligne. La partie extérieure semble être fournie d'un assemblage de petites lignes transversales , faites comme des anneaux.

Sa longueur est d'un pouce et un quart et même de deux. Une partie de son corps se termine en un prolongement filamenteux, aussi fin qu'un cheveu, et replié d'une manière très-étonnante. L'autre partie, se contournant en spirale, finit le plus souvent en un hameçon large, obtus et semblable au pistil des fleurs liliacées. De cette extrémité, le ver peut faire sortir une espèce de trompe, enveloppée dans une gaîne (153).

Son extrémité, terminée dans ce prolongement filamenteux, très-tenue, et la moitié plus longue que son corps, a été prise pour la queue du ver par *Rœderer*, *Wagler* et *Wrisberg* (154), et pour cela, on le nomma *Trichuride*. Au contraire, *Pallas* (155), *Muller* (156), et *Goeze* (157) ont démontré que cette partie est la véritable tête du Tricocéphale (158). *Werner* a encore contesté l'observation de ces trois naturalistes, mais les argumens qu'il a donnés sont trop foibles pour en démontrer la fausseté (159); et nous avons raison d'admettre la tête du ver dans sa dernière extrémité filamenteuse qui lui sert de cou.

Dans l'extrémité opposée se termine le tube intestinal, et pour cela elle doit être regardée comme la queue du Tricocéphale.

§. XXXIII. Les Tricocéphales que l'on rencontre dans les intestins humains sont de sexes différens. Le mâle tient la queue parfaitement repliée en forme de spirale ; et celle de la femelle est , au contraire, oblongue , plate , comme celle du castor , plus large que son corps , et courbée (160).

On découvre l'organisation interne du Tricocéphale mâle en l'ouvrant et en le soumettant au microscope. Il est fourni d'un tube alimentaire et intestinal , et de vaisseaux spermatiques (161). La trompe de ce ver , suivant les naturalistes , peut paroître au-dehors (162) ; ne pourroit-elle point constituer une des parties qui servent à la génération ?

La femelle du Tricocéphale n'a point en effet cette trompe ou corps cylindrique invaginé que quelques auteurs lui ont donné ; c'est l'extrémité de sa queue qui est totalement obtuse (163). Outre le tube intestinal , l'on peut aisément voir ses ovaires, si bien décrits par *Muller* (164), et qui sont remplis d'une quantité extraordinaire d'œufs, que *Wagler* a observé (165) être déposés par le moyen d'un canal particulier.

Les œufs déposés par la femelle (166)

sont d'une figure ovale, et pointus dans les deux extrémités. Dans le mâle, on n'en découvre pas la moindre trace.

§. XXXIV. *Pallas* nous a donné la description d'un Tricocéphale, qu'il a trouvé dans les intestins du *Lacerta apoda* (167). On a prétendu qu'il étoit le même que celui observé dans les hommes par *Wagler* et par *Rœderer*; mais le dernier examen a démontré que le Tricocéphale du *Lacerta apoda* avoit la tête couronnée de petits crochets, outre les autres particularités de structure (168) que l'on ne voit point dans le Tricocéphale humain. *Goeze* dit à ce sujet que le Tricocéphale de *Pallas* mérite d'être regardé comme un anneau qui, dans la série des vers intestinaux, unit les Tricocéphales avec les Gratteurs (169), ou *Echinorynchi.*

QUATRIEME GENRE.

DE L'ASCARIDE VERMICULAIRE.

§. XXXV. Ce ver, ainsi que les Lombricoïdes, dont nous parlerons dans la suite, appartient, suivant les naturalistes, au même genre ; l'on devroit donc les décrire sous le même article. Si on considère cependant de près ces deux vers, on voit des différences essentielles relativement à la grosseur et à la longueur du corps de l'Ascaride vermiculaire et du Lombricoïde, et à la demeure de ces deux vers dans le tube intestinal , qui n'est point commune , ainsi qu'aux symptômes qui sont produits par chacun d'eux (170) ; il me semble que le médecin doit les examiner séparément, comme il a été fait par la plus grande partie des praticiens qui ont parlé des vers (171).

§. XXXVI. L'Ascaride Vermiculaire, qui a reçu divers noms par les auteurs (172), est un ver rond , filiforme, délié dans les deux extrémités , de la largeur de quatre à cinq lignes jusqu'à un pouce. La vivacité avec laquelle il se meut, sautille et bondit, est particulière. Si on le touche avec le doigt, ou si on l'approche de la flamme d'une chandelle , son corps se contracte de quelques lignes, et d'une manière surprenante ; c'est peut-être à cette contractilité que l'on doit attribuer ces énormes irritations dans les intestins, et particulièrement dans l'anus, qui tourmentent les malades et surtout les enfans, qui y sont les plus sujets.

La partie externe de son corps est toute pleine de rides, ce qui paroît résulter d'un assemblage d'anneaux. On voit que son extrémité antérieure est obtuse, tenue et même très-luisante à son extrémité postérieure, c'est-à-dire, sa queue.

§. XXXVII. Il séjourne dans les gros intestins, et pour l'ordinaire dans les cellules caverneuses de l'intestin colon et du rectum. *Wulf* en découvrit un nombre infini dans un petit sac entre les tuniques de l'estomac (173) : je me souviens d'avoir trouvé plusieurs masses d'Ascarides Vermiculaires dans l'œsophage d'une femme, qui dut succomber à une fièvre lente nerveuse. Souvent on rencontre ce ver dans le vagin des femmes.

Il est remarquable que l'Ascaride Vermiculaire ne se trouve jamais seul, mais au contraire uni en masse conglobée à d'autres vers du même genre. On peut dire qu'il aime à rester en groupe.

§. XXXVIII. Ce ver est celui qui peut rester le plus dans le corps humain , et pendant un espace de temps même incroyable. *Fabrice* rapporte (174) l'exemple d'un homme qui a été inquiété pendant dix ans par les Ascarides vermiculaires.

§. XXXIX. La nature de l'aliment qui fait vivre ce ver a été le sujet de diverses opinions (175). Mais on a enfin vu , que la matière muqueuse qui lubrefie les intestins et le vagin des femmes , est , pour ainsi dire , la substance pour laquelle il a plus de prédilection. D'après cela , il n'est donc pas étonnant que l'on rencontre l'Ascaride vermiculaire dans les autres parties du corps , dans lesquelles la matière muqueuse abonde , comme dans la vessie , l'estomac , l'œsophage , etc.

§. XL. Quoique *Van - Phelsum* (176) ait traité avec étendue de ce ver , *Goeze* a tout le mérite de nous avoir fait connoître sa structure interne (177).

Cet animal est très-petit (178): soumis au microscope , on voit clairement que son extrémité obtuse est sa véritable tête.

Elle est latéralement fournie de deux proéminences ovales , et divisée au milieu par une ouverture qui est la bouche (179). Son corps se grossit peu à peu pendant le tiers de sa longueur après la tête , et en arrivant vers sa queue , il devient plus grêle , plus mince, et se termine en pointe cétacée.

Il s'ouvre dans sa bouche un petit canal, qui par la suite, en se dilatant et en se rétrécissant , s'unit à l'estomac et au tube intestinal ; l'on voit l'ouverture de ce canal à l'endroit où son corps commence à s'amincir pour se terminer en une pointe très-fine , qui constitue la queue. Cette pointe est considérable dans l'Ascaride vermiculaire femelle ; elle est regardée par quelques naturalistes comme un signe caractéristique du sexe féminin (180).

§. XLI. Dans l'Ascaride vermiculaire mâle , on observe au-dessous du tube intestinal un canal très-petit et très-blanc , qui s'étend jusqu'à l'extrémité de la queue (181). Il n'y a pas de doute que les organes de la génération qui caractérisent le mâle y soient placés , et que la sortie en soit commune avec la dernière extrémité du tube intestinal (182). *Van-Phelsum* l'a trouvé rempli d'une matière blanchâtre albumineuse. Il s'est cependant trompé, lorsqu'il prétendit avoir observé que la marche de ce canal étoit en spirale, et que la queue de ce ver se terminoit en un sac large et distendu par les œufs. *Werner* est aussi tombé dans la même erreur (183), parce qu'ayant confiance dans l'observation de *Van-Phelsum*, il en rapporta la figure sans avoir soumis ce ver à un examen rigoureux, comme il l'a fait pour les autres vers qui ont été par lui exactement dessinés et décrits. La figure de ces deux Vers vermiculaires (mâle et femelle), donnée par *Goeze*, est la plus exacte, et c'est sur cette figure qu'est appuyée la description que nous avons rapportée.

§. XLII. Le tube intestinal de l'Ascaride vermiculaire femelle est entouré par un canal membraneux, qui contient seulement des fœtus, qui, par le moyen de la seule pression, peuvent être expulsés en grande partie par une ouverture située à un tiers de la longueur de son corps (184). Si on soumet au microscope un petit morceau de ce canal membraneux, on le voit tout rempli d'innombrables embryons distendus de diverses façons (185). La figure de chaque embryon semble être ovale (186).

La quantité extraordinaire des fœtus renfermés dans l'Ascaride vermiculaire femelle ne doit être nullement surprenante, puisque ces vers, suivant les observations de *Goeze*, sont *vivipares* (187) ; la femelle se délivrant des très-petits Ascarides déjà vivans, après quoi elle cesse de vivre (188). Ainsi l'opinion de *Kratzenstein* est également réfutée (189), qui prétendoit que les mouches, habituées à se nourrir d'ordures, déposoient leurs œufs dans l'anus des enfans, et de cette manière y pouvoient donner naissance à ces vers.

CINQUIÈME GENRE.

LOMBRICOÏDES.

§. XLIII. Jamais les naturalistes n'ont été tant divisés dans leurs opinions que sur ce ver. *Linné* (190) réduisit sous la même espèce le lombric de terre avec celui qui habite nos intestins , et pour cela fut appelé par *Vallisneri* , *lombric humain*, et nous l'avons nommé plus convenablement lombricoïde (191). Il a été assez démontré que ces deux vers sont entre eux notablement différens, eu égard à la structure externe de leurs corps (192), ainsi qu'à la diversité des organes dont chacun d'eux est intérieurement fourni (193).

L'opinion de *Linné* et des écrivains qui l'ont copié est aussi fausse que celle de ceux qui prétendent que le Lombricoïde humain est différent du Lombric qui vit dans les intestins des autres animaux, et notamment dans ceux du cheval et du chien (194). La longueur et la grosseur extraordinaire de ce ver est regardée par quelques-uns comme une marque essentielle de l'une ou de l'autre espèce ; ceci peut dépendre de sa différente nourriture. Et n'avons-nous pas tous les jours sous les yeux des animaux qui , abondamment nourris avec des substances très-nutritives , deviennent extraordinairement grands au-delà de leur état naturel ?

Vallisneri en a trouvé un très-grand dans les intestins d'un veau (195); *Baglivi* en décrit un autre, long de trente pieds, qui fut vomi par un de ses malades, en fleurant de l'ail (196) ; et *Rosens=tein*, dans l'espace de huit jours, en fit expulser près de quatre-vingt-dix, longs d'un quart de bras, à une fille âgée de huit ans. Cette question ne semble donc point résoute, puisque l'analogie et l'observation nous peuvent fournir plusieurs argumens assez satisfaisans, soit pour l'une, soit pour l'autre des deux opinions que l'on voudroit embrasser.

§. XLIV. Le Lombricoïde est un ver parfaitement rond ; pour l'ordinaire il est gros comme une plume à écrire ; le plus souvent il est de la longueur de six, sept, huit et même dix travers de doigt (197). Dans chaque individu le sexe est distinct : le mâle est plus petit et plus court que la femelle.

Sa couleur est blanche ; quelquefois il s'approche de la couleur de la chair. Le canal qui parcourt l'abdomen du ver est jaune et transparent : *Goeze* (198) le regarde comme un signe caractéristique de cette espèce ; mais il n'est qu'acciden-tel, puisque ce canal étant le tube ali-mentaire, sa couleur varie à mesure qu'il se charge des substances qui le remplis-sent. C'est ainsi que quelquefois on le voit coloré en blanc, noir ou jaune, etc.

Toute la superficie de son corps est ridée et annulaire ; il s'amincit à mesure qu'il s'approche des extrémités de la tête et de la queue. Les naturalistes ont générale-ment cru que les fibres circulaires embras-saient toute la périphérie dé son corps. *Werner* a cependant démontré que les quatre fibres longitudinales sont les seules qui parcourent toute la superficie du ver, et que celles réputées circulaires ne sont autre chose que des fragmens de fibres transversales qui contiennent les longitu-dinales (199). Cette disposition de fibres dans le Lombricoïde est tout-à-fait sem-blable à celle que nous voyons dans l'intes-tin colon humain : à cause de cela, *Werner* regarde toutes les fibres qui forment la superficie du Lombricoïde comme des véri-

tables muscles longitudinaux et latéraux (200); et, de cette manière, il explique à merveille le mouvement serpentin
de son corps. Les fibres transversales sont
unies entr'elles par le moyen d'un tissu
cellulaire abondant, qui, étant mouillé, se
relâche prodigieusement, et allonge beaucoup le corps du ver. *Goeze* assure qu'un
morceau de ce ver de la longueur d'une
ligne, ayant été macéré, acquit la longueur d'un bras. Voilà comme ce ver
peut encore acquérir une longueur extraordinaire dans le corps humain vivant.

§. XLV. Il est à remarquer que la structure extérieure de la tête et de la queue
du Lombricoïde est particulière.

Si on observe la tête même à l'œil nu,
on la voit fournie de trois jolies proéminences hémisphériques (201), qui se terminent insensiblement en une pointe
très-aiguë. Soumettant au microscope
la partie antérieure de cette tête, l'on voit
que les trois proéminences annoncées sont
parfaitement hémisphériques (202), et que
Vallisneri, en les décrivant avec exactitude, les compara à trois monticules (2o3).

On observe une ouverture triangulaire dans leur centre, à laquelle *Pallas* a donné le nom de bouche à trois lèvres, *trilabiata*.

On ne peut pas faire toutes ces observations dans le Lombricoïde mort, parce qu'il est relâché dans toutes les parties de son corps. Mais dans le lombricoïde vivant, ces trois proéminences hémisphériques changent d'aspect, comme nous le dit *Goeze* (204) qui eut le bonheur de voir un Lombricoïde dans l'instant qu'il suçoit. Dans le ver vivant, au contraire, on voit que les trois proéminences hémisphériques sont pyramidales, avec une base convexe tronquée extérieurement avec une pointe piquante très-aiguë, de manière qu'on peut les comparer aux branches des pinces ordinaires. C'est avec ces protubérances que le Lombricoïde s'attache, pénètre même dans la membrane des intestins, et qu'en suçant les humeurs, il les meut alternativement comme trois mâchoires ; c'est ainsi que le ver rétrécit et élargit sa bouche triangulaire fournie d'une trompe, qu'il peut retirer et porter au dehors. Un mécanisme si bien entendu prouve que les trois proéminences, ci - dessus énoncées, sont tissues de fibres musculaires. La bouche du ver fermée, ces trois proéminences s'approchent et forment ensemble un cône dur à son sommet, terminé en pointe aiguë et piquante, et il peut par ce moyen perforer même les membranes du tube intestinal, et se faire un chemin à travers les autres parties du corps, comme dans la vessie du fiel (205), dans la cavité de l'abdomen (206), dans les reins, dans la vessie urinaire (207), dans le cerveau (208), ainsi que dans d'autres viscères (209).

§. XLVI. Le Lombricoïde vit dans les intestins avec d'autres vers. *Rosenstein* raconte (210) qu'un enfant de quatre ans, foible et exténué, évacua plusieurs Ascarides vermiculaires, quatre bras d'un *Taenia* et dix Lombricoïdes. Une semblable observation a été faite par *Montin* (211), et bien souvent les praticiens se trouvent dans la circonstance de rencontrer le Lombricoïde uni à d'autres vers.

§. XLVII. Les enfans sont beaucoup disposés à ce ver ; cependant il incommode quelquefois les adultes, et en général il se manifeste chez les personnes mal nourries et très-pleines d'humeurs visqueuses, ou attaquées par quelque grave maladie asténique.

On a remarqué que plus les Lombricoïdes sont nombreux dans les intestins, plus leur corps est petit. On trouve ordinairement ces vers réunis en grand nombre; quelques malades en ont expulsé dans une seule fois cent cinquante (212), cent soixante-dix (213), et un millier dans l'espace de plusieurs jours (214).

§. XLVIII. *Tyson*, *Redi*, et *Vallisneri* se sont distingués en donnant la description de l'organisation du Lombricoïde. *Werner* nous en a donné dernièrement une beaucoup plus exacte, ornée de figures estimables et parfaites. Le lecteur pourra les consulter dans la planche V ici jointe, et se mettre ainsi au fait des organes qui servent à la nutrition du ver, et à la propagation de son espèce.

§. XLIX. Le corps du Lombricoïde femelle ouvert (215), on trouve immédiatement le tube intestinal, qui commence à la tête, enveloppé dans les autres parties par le tissu cellulaire. Il est tenu, mince dans son principe, et ensuite se grossit peu à peu pour se rétrécir et se dilater en un sac que l'on pourroit appeler l'estomac, qui se termine en un intestin qui, étant adhérent comme l'œsophage et l'estomac, à la ligne abdominale, s'étend jusqu'à sa queue, où on voit une très-petite ouverture qui forme l'anus de ce ver (216). Sa couleur ordinaire est obscure et jaunâtre, et dans quelques morcéaux verdâtre. Il est formé de rides et de valvules semblables à celles que l'on voit dans les intestins humains.

La ligne blanche, qui s'étend de la tête jusqu'à la queue, en suivant la direction du tube intestinal qui est situé au-dessus, est, suivant *Werner*, la grande artère, qu'il a observée (217), ainsi que *Willis* (218), remplie de sang rouge dans le Lombric de terre.

§. L. A deux pouces de distance de la tête s'ouvre dans la ligne abdominale un petit trou, qui est l'ouverture du vagin, ou canal des œufs (219). Ce trou s'ouvre

dans un canal (c'est-à-dire dans le vagin)
à angle presque droit, lequel, se recour-
bant en forme d'arc, se dilate en deux
petits sacs, et s'unit aux deux cornes de
l'utérus, la structure duquel est plus que
merveilleuse (220), par rapport aux productions extrêmement minces, repliées en
plusieurs manières, dans lesquelles se
termine chaque corne de l'utérus. Là
est contenue une humeur blanche, tenace, semblable au sperme humain,
dans lequel nagent diverses petites parties
granulées.. *Werner* pense (221) que les
productions utérines du Lombricoïde femelle peuvent communiquer avec les petits vaisseaux remplis d'un suc blanchâtre
qui entourent le tube intestinal, comme
il a été observé dans les grenouilles par
Swammerdam (222) et par *Camper* (223).

. §. LI. La quantité des œufs renfermés
dans les cornes de l'utérus est immense.
Leur superficie extérieure semble être hé-
rissée et villeuse : très-luisans à leur partie
interne, ils offrent à la vue de l'observateur une ligne spirale circonflexe qui en
occupe le centre (224). *Werner* appelle

cette ligne spirale , et la regarde comme le germe du ver à venir (225). L'existence prouvée des vrais œufs dans le Lombricoïde femelle est une réfutation non équivoque de l'opinion de *Frisch*, qui , supposant que les Lombricoïdes se transforment comme les insectes , les considéroit comme autant de larves du *Taenia* (226).

§. LII. La structure interne du Lombricoïde mâle ne diffère de celle de la femelle que dans les organes qui constituent le sexe (227).

A la distance de quelques lignes de la sommité de la queue, commence un petit canal de figure conique , nommé la verge par *Tyson*, qui , tortueux et gros, s'élève jusqu'au tiers de la longueur du corps du ver , ou en se rétrécissant, et en s'élargissant, forme une vessie (comparée par *Werner* à la vessie séminale), et se rétrécissant encore à la manière des cornes de l'utérus de la femelle , et en s'amincissant comme un cheveu, s'entrelace avec le tube intestinal , replié d'une manière étonnante , et se termine avec quelques filamens libres et flottans (228).

L'humeur qui remplit ce système de vaisseaux spermatiques, n'est point si luisante que l'humeur de l'utérus, ni, comme dans celle-ci, on ne voit point nager des particules granulées.

§. LIII. Plusieurs illustres naturalistes ont soutenu, par des observations tout-à-fait illusoires, que le Lombricoïde étoit vivipare (229). *Pereboom* a même cru avoir vu naître un petit Lombricoïde du corps de la femelle déjà morte (230). *Tyson, Vallisneri, Van-Swieten, Van-den-Bosch, Goeze*, et plusieurs autres naturalistes de mérite, ont prouvé que cette observation étoit fausse, et ils ont démontré que les viscères, et particulièrement, les vaisseaux spermatiques très-minces, sortis par quelqu'accident du ventre du Lombricoïde femelle, et recourbés en forme d'arc, en vertu de l'élasticité naturelle de ces parties, ont été pris mal à propos pour des fœtus de la la même espèce.

APPENDICE

AUX PRINCIPAUX VERS HUMAINS.

§. LIV. Plusieurs illustres naturalistes (231) ont parlé, dans leurs écrits, de
quelques autres vers que l'on observe rarement dans le corps humain, et ils les ont
décrits comme des espèces particulières.
Quoique l'histoire de ces vers n'appar-
tienne pas directement à la médecine,
je crois cependant qu'il est très-important
pour les médecins, de connoître toutes les
variétés des vers du corps humain, indépendamment de ceux qui lui sont particuliers, et qui peuvent le tourmenter,
d'après les observations qui ont été recueillies jusqu'à présent.

Suivant moi, l'on peut considérer tous
ces vers comme des variétés de ceux
que nous avons décrits, ou comme des

accessoires (232) qui ne sont pas indigènes du corps humain, mais qui, quelquefois, en s'y introduisant , deviennent la
cause de maladies particulières , même
très-graves.

§. LV. L'on doit considérer, comme des
variétés des vers particuliers et indigènes
du corps humain , le *Taenia* membraneux (233) , les Ascarides vermiculaires
découverts dans le vagin d'une femme
par *Brugnatelli* (234) , l'Ascaride lombricoïde de *Rosenstein* (235) , le Stomachide
de *Pereboom* (236) , etc.

§. LVI. Dans les vers accessoires, c'est-
à-dire non indigènes du corps humain , et
qui cependant s'y rencontrent , l'on peut
compter principalement la Douve des intestins *(fasciola intestinalis)* (237) , les
Ascarides de l'estomac (238) , l'Ascaride à
mamelons , l'Ascaride piquant (239) , le
Gordius ou Crinon (240), la Veine de médine ou Dragoneau (*) (241) , l'Exatiridion

(*) Le citoyen Larrey a eu occasion d'observer plusieurs fois , en Egypte , des tumeurs inflammatoires ,
qu'on attribue généralement en Afrique à la présence

de *Treutler* (242), et même l'insecte scolopendre (243).

d'un ver qui auroit pénétré la peau, et dont l'ulcération ne peut guérir que par l'extraction complète de ce prétendu ver. Aussi le procédé suivi pour guérir cette singulière maladie, consiste-t-il à entortiller autour d'un petit bâton un filament blanchâtre et fragile, que l'on regarde comme le corps du ver. On prend toutefois les plus grandes précautions afin de ne le pas casser ; car si malheureusement il venoit à se rompre, on croit qu'il produiroit des accidens si graves en pénétrant plus profondément, qu'on seroit forcé d'amputer le membre ou de donner la mort au malade.

Le citoyen Larrey pense que tous les accidens qui se manifestent à la suite de ces tumeurs, qu'il regarde comme de simples furoncles ou des authrax benins, sont réellement le résultat de l'opération que l'on pratique pour extraire le Dragoneau, et qu'ils s'aggravent lorsqu'elle manque. Il a examiné très – attentivement la nature et la forme du filament blanchâtre, et il n'a rien observé qui eût le moindre rapport avec un ver. Il s'est même assuré, par la dissection, que ce cordon est du tissu cellulaire frappé de mort, que l'on parvient, pour ainsi dire, à filer par un trou de la peau, quand on en saisit une petite portion, qu'on roule sur le morceau de bois. Il croit que c'est par l'effet de cette mauvaise manœuvre qu'on obtient des portions cylindriques de ce tissu cellulaire, assez longues pour les confondre avec un véritable ver. Depuis il a eu occasion de se convaincre de la vérité de cette assertion, en faisant pincer

L'on doit remarquer que l'homme, en avalant les œufs des vers, qui demeurent dans les viscères des animaux, dans quelques circonstances, ces œufs se développent dans le tube intestinal humain. De cette manière, nous pouvons être en proie à des vers qui ne sont point propres à notre espèce.

l'escarre cellulaire des furoncles simples, puisqu'il a obtenu le même résultat. Au reste, le cit. Larrey a reconnu aussi qu'il étoit, sans le savoir, d'accord avec le docteur Laborde, lequel, étant à Cayenne, avoit émis la même opinion, d'après un grand nombre d'observations. Voyez le *Bulletin des sciences de la Société Philomatique de Paris*, *pluviôse an* 12.

(Note des Traducteurs.)

FIN DE LA PREMIÈRE LEÇON.

NOTES

DE LA PREMIÈRE LEÇON.

(1) Parmi le grand nombre d'ouvrages publiés par les naturalistes et les médecins de tous les temps et de toutes les nations, sur les vers du corps humain, les suivans méritent d'être consultés, et on peut dire qu'ils sont vraiment classiques.

1°. Salandi, Ferdin. *Trattato sopra li vermi; Verona,* 1607, 4°.

2°. Redi, Franc. *Osservazioni intorno agli animali viventi che si trovano negli animali viventi; Firenze,* 1684, fol.

3°. Vallisneri, Ant. *Opère fisico - mediche; Venezia,* 1733, fol. tom. I, pag. 113.

4°. Leclerc, Dan. *Historia naturalis et medica latorum lumbricorum intra hominem, et alia animalia nascentium, ex variis auctoribus, et propriis observationibus, etc.; Genevae,* 1715. 4°.

5°. Andry. *De la Génération des vers dans le corps de l'homme, etc.;* troisième édition, Paris; 1741, tom. II, 8°.

6°. Van-Doeveren. *Dissert. de vermibus intestinalibus hominum; Lugduni - Batavorum,* 1753, 4°.

7°. Pallas. *Dissert. de insectis viventibus intra viventia; Lugduni - Batavorum,* 1760, 4°.

8°. Bloch. *Traité de la Génération des vers des intestins, et des vermifuges;* Strasbourg, 1788, 8°.

9°. Werner, D. E. F. *Vermium intestinalium, præsertim Taeniae humanae brevis expositio; Lipsiae,* 1782, 8°.

Continuatio prima, secunda, et tertia, curante, J. L. Fischer; *Lipsiae,* 1782, 1786, 1788, 8°.

10°. Goeze, J. A. E. *Versuch einer Naturgeschichte der Eingeweidewürmer thierischer Koerper; Leipzig,* 1787, 4°.

11°. Retzius, And. Jo. *Lectiones publicae de vermibus intestinalibus, imprimis humanis; Stokolmiae,* 1788, 8°.

12°. Zeder, J. G. K. *Erster Nachtrag zur*

Naturgeschichte der Eingeweidewürmer von J. A. E. Goeze ; *Leipzig,* 1800, 4°.

13°. Joerdens, J. H. *Entomologie und Helminthologie des menschlichen Koerpers; III tom. ; Hof,* 1801, 1802, fol.

Cet ouvrage magnifique et dispendieux, qui comprend la description de tous les vers humains, ne m'est pas encore parvenu, comme je l'aurois désiré, pour le faire connoître à mes lecteurs.

(2) En parcourant les observations des médecins, l'on voit que quelquefois on a trouvé des vers dans les ventricules du cerveau (*voy.* p. 34, *Vers vésiculaires*), dans la substance même du cerveau, *Bartholinus, Histor. anatom. rar. cent. 1. Histor.* 64 ; dans le tissu de la conjonctive de l'œil, *Mongin ; dans le Journal de Médecine ; T. XXXII ;* dans l'angle de l'œil même, *Acta natur. curiosor. V. II, observ.* 116 ; dans les narines, *Angelini, de verme admirando per nares egresso ; Ravenn.* 1670, 4°. ; dans les sinus de la mâchoire, *Bordenave, dans les Mémoires de l'Ac. de Chirurgie, tom. V ;* dans les oreilles, *Morgagni, de sedibus et causis morborum, etc. Epist. XIV, art.* 7 ; dans

les mammelles, *Baldinger, Neves magazin
für practische Aertze. Leipzig; V. B;* dans
la cavité du thorax, *Burserius, Instit.
Medicin. practic., vol. IV, pag.* 421; dans
le poumon, *Redi, Osservazioni intorno agli
animali viventi, etc.* ; dans le cœur, *Senac,
Traité de la structure du cœur, de son action, et de ses maladies, Paris,* 1774,
tom. II, pag. 437; dans les glandes de la
trachée, *Treutler. Observationes patologico-
anatomicae, etc.* ; dans les tuniques des
intestins, *Stoerck, Annus medicus, II,
pag,* 228; dans l'épiploon, *Wegelin Observationes circa vermes; Argentorati,* 1779,
8°.; dans le foie, *Acta naturae curiosorum,
vol. V, obs.* 112; *vol. VIII, obs.* 10;
dans le pancréas, *Mauchart, Lumbrici
teretis in ductu pancreatico reperti historia
et examen; Tubingaé,* 1738 ; dans les
reins, *Schacher, Pr., de Lumbricis in
renibus repertis; Lipsiae,* 1719. — *Blasii,
Observat. medicae rarior. Observ. XXII;*
dans la vessie urinaire, *Brera, Sylloge
opusculorum selectorum, etc. ; Ticini,*
1799, *vol. IV, op. I, Comm. Auct.
Kühn ;* dans l'utérus, *Mercurialis, de mor-*

bis mulierum, *lib. IV*, *cap.* 2°. ; dans le vagin, *Brugnatelli, Giornale Fisico-medico, Pavia*, 1795, *tome IV, pag.* 71 ; dans les abcès des muscles abdominaux, *Acta Helvetica, vol. I, page* 73 ; dans ceux des bras et des autres parties, *Bartholinus, Histor. anatom., cent. V, Hist.* 43 ; et même dans la moëlle des os, *Commercium litterarium, Norimbergense, ann.* 1741, *pag.* 71.

(3) Quelques écrivains ont fait mention de quelques vers particuliers du corps humain, d'une structure externe si extravagante, qu'ils sont mis en doute par d'autres observateurs. Tels sont, par exemple, le ver hérissé macrocéphale de *Borel*, *Observationum medico - physicarum, cent. II, obs.* 70 ; le Ver *(Gammarus)* (*) de *Fabrice de Hilden*, *Opera omnia, cent. III, obs.* 53 ; les Vers villeux et cruciformes de *Paré*, *OEuvres, lib. XXIV, cap.* 19 ; le Ver velu de *Gallo*, *Dell'*

(*) C'est sans doute par erreur que le docteur Brera fait ici cette citation ; car dans l'observation de *Fabrice de Hilden*, il ne s'agit que des accidens mortels qu'occasionna la déglutition d'un homar vivant.

(*Note des Traducteurs.*)

uso del latte, *tome II*, *page* 133 ; le ver
à pieds, de *Doleus*, *Adfectuum totius cor-*
poris humani praecipuorum Theoria et
Praxis, *Francofurti*, 1664, 4°., *pag.* 219;
le ver à plusieurs pieds, d'*Heister*, *Medi-*
cinische chirurgische und anatomische
Wahrnehmungen ; *Rostock*, 1753, 4°.,
II, *B* ; les serpens et les lézards de *Gesner*,
Historia animal., *dequadruped. ovipar.*,
pag. 41 ; le ver à corne de *Salmuth*,
Observat. medic., *cent. II*, *obs.* 7 ; et plusieurs autres semblables, qu'il seroit trop
long de rapporter ici.

(4) Jusqu'à *Linné*, les médecins n'ont
connu que le *Lombric rond*, le *Lombric*
large, et l'*Ascaride vermiculaire*.

(5) Dans la classification des vers humains, on ne doit comprendre que ceux que
l'on y rencontre constamment, les variétés
des espèces, telles que celles des *Taenia*,
des *Lombricoïdes*, ainsi que les vers qui,
par quelqu'accident, s'introduisent dans le
corps humain, comme le Gordion ou Crinon vivipare, l'insecte connu par les naturalistes sous le nom de Scolopendre, la
Douve intestinale , la Veine de médine,

l'Acarus psorique (voy. l'*Appendice des principaux vers humains*), et d'autres semblables ne peuvent pas se dire des vers particuliers à l'espèce humaine , et , pour cela , ils ne peuvent pas faire partie de l'ordre des vrais vers humains.

(6) *Vermium terrestrium et fluviatilium Historia , vol. II , pag.* 23.

(7) Parcourez dans les planches ci-jointes l'ensemble des principaux vers , et considérez-en la structure externe qui est admirable dans chaque espèce.

(8) Les naturalistes ont beaucoup disputé sur l'existence du cerveau dans les vers ; mais ils n'ont rien établi de certain, à moins que l'on ne veuille regarder comme un cerveau , cette masse protubérante analogue à la substance de la moëlle de l'épine , que l'on voit sur la tête de quelques vers. Il est cependant certain que ces êtres sont doués de sens, et l'on a toute la certitude de les croire munis de nerfs, surtout depuis que le professeur *Mangili* a prouvé l'existence du système nerveux dans la Sangsue , dans le Lombric de terre , et dans d'autres vers qui s'approchent de la nature

des vers humains. Voyez *Brugnatelli*, *Giornale fisico - medico*, anno 1795 ; tom. II, pag. 249 : « *De Systemate nerveo hirudinis, Lumbrici terrestris, aliorumque vermium; celeberr. viro A. Scarpa, Joseph Mangili.* »

(9) Le mot *Taenia* signifie bande ; il a été ainsi nommé à cause de sa largeur et de sa longueur. Dernièrement *Zeder* a changé le nom de *Taenia* en *Alyselmenthus.* Voy. *Zeder, Erster Nachtrag zur Naturgeschichte der Eingeweidewürmer, von Goeze*, pag. 221. (*Alyselmenthus, id est Taenia auctorum.*)

(10) Les naturalistes qui ont admis ces signes accidentels pour indices caractéristiques, et qui ont basé là-dessus leur division systématique des espèces du *Taenia*, se sont trompés. *Voyez* les §§. VI et VII.

(11) *Traité des Maladies des enfans.*

Il est probable que ce ver peut acquérir une grosseur telle, qu'elle s'oppose à ce qu'il soit contenu dans les intestins : ainsi, il peut être en partie chassé hors du corps. Il meurt, ou quelque portion se putréfie, et est évacuée avec les excrémens. C'est là la véritable cause de l'expulsion de morceaux de *Taenia* sans que l'on ait fait usage d'aucun médicament.

(12) *Dissert. de vermibus intestinalibus hominum*, etc.

(13) *Arzneyen, II. B., Langensalza*, 1767.

(14) *Voyez* la pl. I, fig. I, V, VI.

(15) *Voyez* la pl. I, fig. I, a c c d, fig. V, A B, fig. VI, a b.

(16) *Voyez* la pl. I, fig. VIII.

(17) *Traité de la génération des vers des intestins*, etc., *pag*. 15.

(18) *Voyez* la pl. I, fig. I, a b.

(19) *Voyez* la pl. I, fig. VIII, f e.

(20) *Voyez* la pl. I, fig. VII, IX.

(21) *Voyez* la pl. I, fig. I, a c c d, fig. IV, a b, fig. V, A B.

(22) Considérons, par exemple, le *Taenia* que *Baldinger* dit avoir vu de la longueur de sept cents pieds (§. V). En admettant le cou de la longueur de cinquante pieds, sa tête étant coupée, et le reste du corps observé à part, il auroit été pris pour le corps entier d'un *Taenia* par tout observateur. La même équivoque résulteroit de l'autre partie du corps

séparé de son cou. La longueur pourroit
induire en erreur : et le même ver, examiné
superficiellement, seroit décrit comme deux
espèces différentes. On trouve cette conjec-
ture réalisée dans plusieurs naturalistes
qui ont divisé la même espèce en plusieurs.

(23) *Voyez* la pl. I, fig. III, fig. IV, c e,
fig. V, C D, et la pl. II, fig. I.

(24) *Voyez* la pl. I, fig. III, fig. X.

(25) *Voy.* la pl. I, fig. XI, et la pl. II, fig. I.

(26) *Voyez* la pl. I, fig. V.

(27) *De la génération des vers dans le
corps de l'homme, etc.*, T. I, p. 198, 268.

(28) *Historia naturalis et medica latorum Lumbricorum intra hominem, etc., tab.
prima, A, B.*

(29) *Opere fisico-mediche*, T. I, *tav.* 18.

(30) Ouvrage cité, pl. XIX.

(31) On est accoutumé à attacher aux
choses rares une idée de singularité qui n'y
existe point, on oublie même toute dé-
licatesse pour la faire croire. L'on a donc
imaginé que chaque articulation d'un gros
Taenia pouvoit vivre séparée de son articulation voisine. De là est dérivée la dé-
nomination de ver Cucurbitain, par la-

quelle on a voulu distinguer une espèce de *Taenia*, parce qu'on l'a crue être le résultat de l'union d'une quantité de vers Cucurbitains. Aujourd'hui cette erreur, qui a dominé long-temps dans les classifications, est reconnue fausse, quoiqu'elle ait été propagée par d'excellens naturalistes.

Si on considère que les *Taenia*, comme les autres animaux, doivent se développer et s'augmenter peu à peu ; il s'en suit nécessairement que leur forme extérieure doit varier suivant l'âge : ainsi un jeune *Taenia* doit être différent d'un *Taenia* de moyen âge, et celui-ci d'un plus âgé, ou déjà gros, quoique tous appartiennent à la même espèce.

(32) Les Suisses, à ce que l'on dit, sont principalement sujets à ce *Taenia*, qui a été décrit comme composé d'une substance tenue, lâche et membraneuse. *Linné*, *Amœnitates academicae*, vol. II, pag. 7, tab. I, fig. II ; et *Pallas*, *Elenchus zoophytorum*, pag. 408, n°. 3, l'appellent *Taenia vulgaris*. Le même *Pallas*, dans un autre de ses écrits, *Neve Nordische Beytrag. I B, I S*, pag. 54, le nomme *Taenia grysea*.

Goeze, Versucheiner Naturgeschichte, etc., *pag.* 296, lui donne le nom de *Taenia membranacea.*

La tête de ce *Taenia* n'a pas encore été décrite, parce qu'on ne l'a pas vue. Sa longueur ne surpasse pas huit bras. Il est plus étroit dans son corps que le *Taenia* plat (*Taenia* non - armé.) Chacun des anneaux est fourni latéralement de papilles marginales, et dans le centre il renferme un ovaire. Ces caractères sont les principaux de cette prétendue nouvelle espèce de *Taenia.* Je pense cependant avec *Werner, Vermium intestinalium, praesertim Taenie humanae brevis expositio, etc., pag.* 49, que l'on doit la regarder comme fausse, ou décrite sur des sujets mal conservés. Ou bien, ne pourra-t-on pas supposer encore qu'il fût un *Taenia* plat, jeune ou mal nourri, ou bien pas encore développé?

(33) Les auteurs se sont souvent tour à tour contredits en donnant la description de ses parties internes. A la vérité, on ne connoît que très-peu les organes qui servent à la génération. Le reste n'est

pas encore bien éclairci , et même très-peu connu.

(34) On n'a pas encore pu déterminer le temps qui est nécessaire pour la fécondation des œufs ; *Bloch, Traité de la génération des vers , etc. p.* 17, nous assure que les *Taenia* ont des œufs avant le quatrième mois de leur âge.

(35) *Voyez* la pl. II, fig. IV , V , VI , VII. *Bonnet* les a regardés comme des particules graisseuses. *Andry* a été le premier à les reconnoître pour de vrais œufs.

(36) §. XVIII.

(37) Ouvrage cité , pag. 17.

(38) Ouvrage cité , *idem.*

(39) *De Ascaride et Lumbrico lato; Lugduni-Batavorum ,* 1729, 8°.

(40) *Osservazioni de' medici provinciali di Svezia , pag.* 283.

(41) Ils supportent aussi avec indifférence le froid. *Rosenstein, Maladies des enfans , etc., pag.* 301 , après avoir laissé un *Taenia* pendant l'espace de vingt-quatre heures dans une assiette , le mit dans un vase en versant dessus de l'eau chaude. Le *Taenia* commença à se mouvoir et à

serpenter : l'ayant après baigné dans de l'eau fraîche, il restoit comme mort ; de cette manière, il le vit mourir et revivre tour à tour.

(42) Outre le sentiment du goût, du toucher, et de la vue, qui ont été attribués à ces vers par divers écrivains, *Konig, Acta Helvetica, T. I*, est porté à croire que les *Taenia* jouissent aussi de l'organe de l'odorat.

(43) *Philosophical Transactions of the royal society of London, for the year*, 1683, n°. 146.

(44) *Voyez* la pl. I, fig. III, c c, IV, c d d, XVI.

(45) Voyez *Haller, Artis medicae principes, tomus III, Hippocratis de morbis, lib. IV, cap.* 16 : « *De Lumbricis* » *latis ac teretibus, Lumbricos teretes pa-* » *rere, latos non parere, sed abrumpi ; Lum-* » *bricorum latorum ortus, species et signa* » *diagnostica, et prognostica.* »

(46) *Observationum, lib. III ; Basil.* 1641, *pag.* 883.

(47) *De la génération des vers, etc., tome I, pag.* 195.

(48) *Bonnet* nomma encore *Taenia* à stigmates latéraux , celui à articulations longues , et *Taenia* à stigmates ombilicaux, celui à articulations courtes. *Voyez* son *Traité
d'insectologie* , ainsi que son *Mémoire sur
le Ver Solitaire* , inséré à la page 478 *des
Mémoires Mathématiques et Physiques, présentés à l'académie royale des sciences par
divers savans , et lus dans ses assemblées ,
tome I; Paris* 1750 , 4°.

(49) *Linné* en admet quatre espèces ;
mais une n'appartient point à l'homme ,
et nous n'en avons pas fait mention , pour
ne pas confondre les vers humains avec
ceux des autres animaux.

(50) *Systema Natur, edit. XII , p.* 1523,
spec. I; «Articuli huic speciei longissimi;»
Amœnitat. acad. , vol. II, p. 7, *tab. I, fig. I.*

(51) *Systema Natur. , p.* 1523 : « Articuli
huic speciei, ex oblongo quadrati; » *Amœ-
niat. accademicae, V. II, p.* 7 , *tab. I, fig.* 2.

(52) *Systema Natur. , pag.* 3324 , « arti-
» culi huic speciei brevissimi sextuplo; »
Amaenitat. acad. V. II, pag. 81 , *tab.* 1 ,
fig. 3.

(53) *Elenchus zoophytor, etc.* Les trois

premières espèces sont les mêmes que celles décrites par *Linné* ; sa quatrième espèce est le *Taenia tenella;* la cinquième et la sixième espèce n'appartiennent en aucune manière au genre des *Taenia.*

(54) *Versucheiner Naturgeschichte der Eingeweidewürmer.* Les *Taenia* constituent le dixième genre des vers des viscères. Les espèces de *Taenia* humains qu'il a admis sont au nombre de quatre ; 1.º *Taenia cucurbitina ;* 2.º *Taenia vulgaris, grysea Auctorum ;* 3.º *Taenia lata ;* 4.º *Taenia tenella, Pallas.*

(55) *Goeze*, ouvrage cité, page 3o2 , s'exprime ainsi . « Le *Taenia tenella* que
» *Pallas* a vu évacuer par divers malades
» à Pétersbourg, ressemble beaucoup au
» *Taenia* plat, excepté qu'il est plus mince,
» et dans quelques-unes de ses parties ,
» plus transparens ; je le regarde en con-
» séquence comme une variété du *Taenia*
» large, ou comme un petit *Taenia* plat,
» pas assez développé , et qui n'est pas
» encore arrivé à sa grandeur et à sa gros-
» seur naturelles. »

(56) D'autres écrivains , par exemple ,

donnent pour caractère du *Taenia* large,
les anneaux longs. *Vogel* les admet dans
le *Taenia solium*. Aucun naturaliste jusqu'à présent n'a pu trouver la tête du
Taenia vulgaire. On ne peut pas supposer, comme quelques personnes l'ont
cru, que la nature prévoyante ait refusé
à ce *Taenia* une partie aussi essentielle
que la tête : ceci répugne au bon sens.
Cependant *Vogel* regardoit précisément
cette privation de la tête comme un caractère distinct et spécifique du *Taenia*
vulgaire. La présence de la tête étoit
au contraire, suivant lui, le caractère
du *Taenia* large. C'est pourquoi *Rœderer*
se vit obligé de faire remarquer avec toute
la publicité possible, que le *Taenia*
solium avoit une tête. *Vogel* n'étoit
point certainement un sot : mais quelquefois les erreurs des grands hommes semblent s'élever au niveau de la célébrité de
leur nom !

(57) *Voyez* le §. VI.

(58) *Plater*, *Andry*, et *Bonnet* ne se
sont certainement pas trompés en admettant deux seules espèces de *Taenia* intes-

tinaux humains. Quant au *Taenia*, dit
vulgaire par *Linné*, *gris* par *Pallas*, et
membraneux par *Goeze*, il faut convenir
avec *Werner*, ouvrage cité, page 49, qu'il
est encore une variété du *Taenia* plat,
ou bien un *Taenia* décrit sur des sujets
mal conservés. Ce qui est digne de remarque, ce sont les réflexions faites sur ce sujet
par cet illustre observateur : je rapporte
ici ses propres paroles : « Quæ enim illi
» (Tæniæ vulgari) optimi Auctores du-
» plicia in alterutra superficiei orificia
» tribuunt, ex quodam errore huc conve-
» nisse videntur, si quidem ego gemina
» tubercula quidem, ad latera posita, nun-
» quam vero in superficie, deprehendi.
» Quamvis ego autem is nullo modo
» sim, qui meas observationes horum
» optimorum virorum auctoritati oppo-
» nere auderem, potui tamen ea propter
» cum iis non consentire, quoniam uti
» in multis veris opiniónibus, ita etiam in
» erroneis Linnæum nimis presso pede
» sequi videbantur, quapropter exinde
» illos optimos viros, Linnæi auctoritatem
» etiam in hoc propriæ experientiæ ante-

» posuisse verebar. Non nego duobus tu-
» berculis instructas Tæniarum species ,
» quæ tamen non ita , uti Linnæus posuit,
» mediam superficiem occupant , verum
» potius ad latera , in utroque nimirum
» unum , collocata sunt. Possit ne igitur
» quadam observantis festinatione factum
» esse , ut ex aliquo exemplo , qui vel casu
» unius lateris tuberculorum series abrup-
» ta erat , illud solitarium tuberculum ,
» quod in aliis duplex et oppositum ob-
» servaverat, in mediam superficiem collo-
» caret, novamque speciem latam, videlicet
» osculis solitariis , inde conderet ? Quæ
» mea qualiscumque conjectura effecit ut
» latam cum vulgari conjungens , hanc
» tantum ceu unicam veram speciem des-
« cribendam esse existimarem. » Le même
Goeze , *Versucheiner Naturgeschichte der
Eingeweidewürmer, etc. , pag.* 296, affirme
n'avoir aucune connoissance de ce *Taenia*
vulgaire ou membraneux. Appuyé de l'autorité de *Linné* et de *Pallas* , il l'admit
dans la classe des *Taenia* humains publiés
dans son ouvrage.

Il est donc prouvé que le *Taenia*

tenella, voyez §. XIII, *Note* 35 , et le *Taenia* vulgaire appartiennent au *Taenia* plat. Deux seulement sont les espèces véritables que l'on peut regarder comme distinctes et caractérisées parmi les *Taenia*, observés dans le corps humain vivant.

(59) Ce ver a été décrit sous différens noms par les auteurs ; ils l'ont appelé : 1°. *Vermis cucurbitinus*, Plater., *Praxis Medica*, pag. 992; *Chaîne de cucurbitains*, Vallisneri , *Opere fisico-mediche, tome I*, page 177 ; Cocchi , *dei Vermi cocurbitini dell' uomo ; Pisa, 1758, 8°*.

2°. *Taenia* sans épine, *Andry , de la Génération des vers* , etc. , tome I , chap. 3.

3°. *Taenia* à anneaux longs, *Bonnet;* voyez *Journal de Physique , an 1777, avril*, pag. 257 ; Goeze , *Versucheiner Naturgeschichte*, etc. , p. 269.

4°. *Taenia* cucurbitain , *Pallas , Elenchus Zoophytor , pag. 269, n. 1, Dissert. de infestis*, etc. *, pag. 38 , n°. 4 ;* Goeze , ouvrage cité , *pag. 169*.

5°. *Taenia solium. Linné ; Systema Natur. edit. XII, pag. 1323 , sp. 1. Werner, Vermium intestinalium praesertim Taeniae humanae*, etc. , *pag.* 18 ; *Taenia* solitaire, *Leske, Elementi di Storia Naturale, vol. II; Milano,* 1785, *p.* 233 ; Ver solitaire, Bloch, *Traité de la Génération des vers,* etc. , *p.* 45.

6o. *Taenia articulos dimittens, Dionis, Dissertation sur le Taenia ou le Ver plat; Paris,* 1749, 8°.

7°. *Lumbricus latus, Tyson in Philosophical Transactions,* etc. , *n°.* 146; *De Haen ratio medendi, p. XII,* cap. 5, *pag* 210 ; *Leclerc, Historia naturalis et medica Lumbricorum latorum*, etc. ; *Marx, Observata quaedam medica ; Berolini,* 1772, 8°. , *pag.* 13.

(6o) Voyez *Heyde, Experimenta circa sanguinis missionem; Amstelodami,* 1686, 8°. *pag.* 47 ; *Tyson, in Philosoph. Transac.* 1663, *tab. I ; Vallisneri,* ouvrage cité, *tab.* 18, 19; *Leclerc,* ouv. cité, *tab. I, a, tab. II, b ;* Linné *Amœnitates academicae,* tome *II, tab. I, fig.* 1 ; *Andry,* ouvrage cité; *Limburg, in Philosoph. Transact.* , 1766, *page* 128, *tab.* 6 ; *Marx,* ouvrage cité, *fig. A.*

(61) *Voyez* le §. VII, *pag.* 9.

(62) *Linné, Amœnitat. Academic.,* etc. ;

et le docteur *Unzer*; voyez *Tentamen herpe-tologiae* , *auctore J. T. Klein ; accessit J. A. Unzeri Observatio de Taeniis ; Leidae et Gottinguae* , 1755 , 4°. , *page* 67 , affirment avoir trouvé hors du corps humain cette même espèce. Ces observations donnèrent lieu à de vifs débats entre les naturalistes , pour décider si les vers humains étoient innés à l'homme , ou si leurs œufs étoient introduits dans le corps humain avec les alimens. *Voyez la seconde Leçon.* Les *Taenia* qui se nourrissent dans le corps de l'homme acquièrent une telle grosseur , qu'elle ne se retrouve point dans les *Taenia* des autres animaux : c'est à cause de cela que les *Taenia* humains sont particuliers à notre espèce.

(63) Les articulations ou les entre-nœuds du cou de ce *Taenia* ressemblent à de très-petits replis. *Voyez* la planch. I , fig. I.

(64) Planche I , fig. II , XVI.

(65) Planche I , fig. III. Les plus grandes articulations ont cela de particulier que leur figure ne présente plus un paral-

lélogramme, mais plutôt un trapèze avec l'extrémité tronquée dans la partie latérale qui regarde la tête.

(66) Planche I, fig. XI.

(67) Planche I, fig. X.

(68) Comme on les observe dans les *Taenia* âgés. *Voyez Vallisheri , Opere Fisico-mediche, T. I., tav.* 19 *, pag.* 177.

(69) *Voyez* le §. IV , *Goeze , Versuch einer Naturgeschichte der Eingeweidewürmer, etc. , page* 278 , s'est laissé en quelque manière surprendre sur les apparences vagues et inconstantes des articulations de ce *Taenia,* parce qu'il subdivisa en deux espèces son *Taenia* cucurbitain : il appela le premier, *Taenia cucurbitina grandis saginata ;* et le second , *Taenia cucurbitina , plana , pellucida.* Après avoir examiné à volonté ces deux *Taenia ,* parce qu'ils existent dans le Musée d'histoire naturelle de l'université de Pavie , avec la collection des autres vers qui a été faite par cet illustre naturaliste , je crois que la première espèce est un *Taenia* cucurbitain plus âgé et mieux nourri que le second.

(70) *Voyez* le §. VIII. Les articulations de la plus large extrémité de ces *Taenia* peuvent être facilement séparées les unes des autres. C'est pour cela que *Dionis* lĕs nomma *Taeniae articulos demittentes*. Cette séparation a été, suivant *Bloch*, la source d'une très-grande quantité d'erreurs. Les médecins Arabes, et après eux plusieurs modernes, parmi lesquels on rencontre *Vallisneri* et *Rosenstein*, reconnurent dans les articulations une vie particulière, et les distinguèrent ensuite par le nom de Vers Cucurbitains, à cause de leur ressemblance avec les semences de concombre.

(71) *De vena medinensi; Augusta Vindel.* 1674, *page* 230.

(72) *Amœnitates academicae, vol. II,* page 85.

(73) *Observat. medic. cent. I, observ.* 59.

(74) *Observat., lib. XXVI, cap.* 32.

(75) Ouvrage cité, planch. III, fig. IV.

(76) *Program. de Taenia, Goettingae,* 1760, 4°.

(77) *Voyez* la planche I, fig. I, *a, b.* On le conserve dans le Musée de l'université

de Pavie, où l'on voit encore très-visiblement, à l'œil nu, les deux appendices de la tête, en forme de crochets. Je les fais remarquer, parce que *Werner, Vermium intestinalium praesertim Taeniae humanae, etc., page* 25, affirme que ces crochets sont de véritables ampoules, situées lattéralement à la papille centrale, nommée encore canal moyen de la tête.

(78) On suit la papille centrale dans laquelle la trompe est cachée. *Voyez* pl. I, fig. VIII, c, f; *voyez Werner,* ouv. cité, pag. 26-31.

(79) *Voyez* pl. I, fig. VIII, a b c d.

(80) Ces canaux ne sont point interrompus à chaque anneau, comme on l'a cru. Si on fait macérer un *Taenia* dans un liquide coloré, toute l'étendue des canaux se colore à mesure que le fluide les remplit.

(81) *Voyez* la planc. I, fig. XI, d e.

(82) *Voyez* la planch. I, fig. III, XI.

(83) *Epistola ad Andryum : dans le Journal des Savans,* an 1731, *page* 446.

(84) *Dissert. de Taenia canis; Patavii,* 1758, 8°.

(85) *Nordische Beytrage , I Band, p. 52.*

(86) *Werner* pense le contraire, *ouvrage cité , page* 33.

(87) Ces parties sont, suivant *Goeze ,* autant d'ovaires remplis d'œufs. *Voyez* la planche II , fig. VII.

(88) L'on peut regarder , dit *Bloch , Traité de la génération des vers , etc. , page* 46 , comme une particularité de cette espèce , les ovaires qui imitent la figure d'un tronc , dont , sur les côtés, partent des ramifications , qui sont d'autant plus visibles , que la peau en est blanche mince , et transparente.

Le même observateur affirme s'être assuré que ces ramifications étoient de véritables ovaires , parce que , si on les compare , les œufs s'avancent vers les papilles marginales. Ces observations, rapportées par *Werner* dans son ouvrage cité, sont dignes de fixer l'attention. *Voyez* pag. 34 *et suiv.*

(89) *Versucheiner Naturgeschichte der Eingeweidewürmer , etc. , pag.* 279.

(90) Les articulations de la moitié environ du corps montent vers la tête ; et, outre

qu'elles n'ont point les papilles marginales visibles dans leur substance interne,
elles offrent une immensité de très-petits
atômes, qui, suivant les conjectures de
Pallas, *Nordische Beytrage*, *II Band.*,
page 77, doivent être probablement autant d'embryons futurs des ovaires.

(91) *Voyez* la planche II, fig. II, a b.

(92) *Voyez* la planche II, fig. III.

(93) Papilles alternes. *Voy*, la planch. I,
fig. III.

(94) Papilles irrégulières. *Voyez* la pl. II,
fig. I.

(95) *Maladies des enfans*, *etc.*, *p.* 500.

(96) Voyez la note 88.

(97) *Versucheiner Naturgeschichte*, *etc.*
page 274. Ce célèbre observateur affirme
avoir trouvé un *Taenia* suçant, et s'être
assuré ainsi que les papilles latérales
de ce ver servent encore à la nutrition.
Déjà *Rosenstein*, *Traité des maladies
des enfans*, *page* 302, avoit fait remarquer que ce *Taenia* s'attache avec force
aux parois des intestins avec ses papilles,
qu'il regardoit comme des vaisseaux ab-
sorbans.

(98) *Voyez la note* 88.

(99) *Excepté Vallisneri et Linné*, ils prirent les ovaires des *Taenia* pour autant de vaisseaux chyleux, leurs œufs pour de grands et de petits globules de graisse.

(100) *Voyez* le §. VIII.

(101) *Neve Nordische Beytrage*, *I Band*, *S. I*, *pag.* 58.

(102) *Vermium intestinalium*, *etc.*, *page* 123, *tab. II*, *fig.* 37.

(103) *Voyez* le §. VIII, *Bianchi*, *de generatione vermium*, *page* 258, a été un des premiers à assurer que chaque articulation du *Taenia* étoit hermaphrodité.

(104) Cette manière de féconder les œufs, quoiqu'elle semble extravagante, n'est point hors de la nature, puisque nous savons, d'après les belles expériences de *Spallanzani*, que c'est ainsi que les grenouilles fécondent, etc.

(105) *Linné*, *System. natur. edit. XII*, *page* 3324, *spec.* 4; *Pallas*, *Elenchus zoophytor*, *page* 450; *Dissertatio de infestis viventibus*, *etc.*, *page* 35, *n°.* 4; *Bloch*, *Traité de la génération*, *etc.*, *XVI espèce*

de l'ordr. *I*, *p.* 38 ; *Goeze* , *Versucheiner Naturgeschichte* , etc. , n°. 3 , *page* 298.

Plater ,. Praxis medica , cap. 14 , le nomme *Taenia prima.*

Andry , *de la Génération des vers*, *T. I* , chap. 3 , art. 2 , l'appela *Taenia à épines.*

Bonnet dans les *Mémoires de Mathématiques et de Physique présentés à l'académie royale des sciences* , etc. , *T. I* , *page* 418 , lui donna le nom de *Taenia à articulations courtes.*

Dionis , *Dissert. de Taenia* , l'appela *Taenia articulos demittens.*

Leske, *Elementi di Storia Naturale*, etc. , *vol.* 2 , *pag.* 233 , *Werner* , *Vermium intestinalium* , etc. , *pag.* 49 , l'ont décrit sous le nom de *Taenia vulgaris.*

Bonnet , dans un autre mémoire inséré dans le *Journal de Physique* , an 1777, pag. 262 , lui donna encore le nom de *Taenia vulgaire.*

(106) *Mémoires de Mathématiques* , etc., tom. I , pag. 478.

(107) *Voyez* la planc. I , fig. V , VII, IX , XII, XIII , XIV , XV.

(108) « Tænia lata , candida , articulis

» brevissimis, medio nodosis, uniosculatis.
» Corpus longissimum. Articuli multoties
» breviores latitudine corporis , trans-
» versim striati, medio glandula tumidi.
» Oscula ab altero latere corporis, in media
» glandula in idem latus tumidiore, soli-
» taria. » *Voyez Pallas*, ouvrage cité.

(109) *Voyez* la planche I, fig. IV. Les anneaux semblent circonscrits et longs , comme dans le *Taenia* cucurbitain. On ne peut pas nier cela à l'œil nu ; mais si on soumet au microscope une de ces articulations , comme *Marx* l'a fait, *Observata quaedam medica*, etc. , fig. D , on voit qu'elle résulte d'autres anneaux courts, non différens de ceux du véritable *Taenia* plat. Il est possible que ce *Taenia* soit fort jeune , mal nourri, ou bien pas encore développé. « Je dois remarquer , dit *Bloch, Traité de la Génération*, p. 39 , que les articulations de ce *Taenia* acquièrent quelquefois la longueur d'un pouce, etc. »

(110) *Voyez* le §. VII.

(111) *Vermium intestinalium , tab. 3 , fig. 47 , pag. 125.*

(112) *Epistola ad Andryum jam cit.*

(113) *Voyez* la planch. I, fig. IX.

(114) *Voyez* la pl. I, fig. V, c c c c c.

(115) *Voyez* planch. I, fig. XII.

(116) La différence du *Taenia* cucurbitain est dans quelques papilles, situées sur un seul côté des anneaux.

(117) *Voyez* la planch. II, fig. IV.

(118) *Mémoir. de Mathémat. , etc. T. I.*

(119) *Neve Nordische Beytrag. , I Band. I St. , pag.* 64, n°. 4.

(120) *Voyez* la planch III.

(121) *Voyez* la planch. II, fig. VIII.

(122) *Voyez* la planch. II, fig. IX.

(123) *Traité de la Génération des vers des intestins, etc. , II espèce, pag.* 52.

(124) *Bloch*, ouvrage cité, pag. 56.

(125) *Miscellan. natur. curiosor. , dec. I, ann. VII, observ.* 206.

(126) *Histor. anatom. rarior. , cent. II, obser.* 87, *pag.* 293.

(127) *Philosophical Transactions of the royal Society of London*, S V. XVII, n°. 193, pag. 506.

(128) *Systema naturae, Edit. XII, p.* 1320, n°. 5

(129) *Elenchus zoophytor*, etc. , no. 413.

(130) *Versucheiner Naturgeschichte*, etc. pag. 248.

(131) *Taeniae hydatigenae in plexu choroideo inventae historia*, etc. ; *Lipsiae*, 1780, 8°.

(132) *Vermium intestinalium* , etc. , pag. 66.

(133) Ce ver étant le seul que l'on rencontre dans le corps humain, (au moins nous n'en connoissons que celui-là jusqu'à présent), je lui ai laissé le nom d'*Hermite*, qui lui a été donné par *Bloch*, *Traité de la Génération* etc. , page 52, uniquement pour le distinguer des autres Vers vésiculaires que l'on observe dans le corps des animaux. Je n'ai pas adopté le nom de *Taenia hydatide*, qui lui a été donné par *Pallas*, ni ceux de *Taenia hydatigène* et de *Taenia vésiculaire*, dont se servent *Werner*, *Fischer* et *Goeze*; parce que tous ces noms sont plus propres à désigner le ver Vésiculaire, ressemblant au *Taenia* que l'on rencontre quelquefois dans le foie de la souris des champs, et de la souris domestique. Voyez *Bloch*,

ouvrage cité, *pag.* 51, *première espèce*, le Ver vésiculaire tæniéforme, le nom de *cysticerci*, qui lui a été dernièrement donné par *Zeder*, *Erster nachtrag zur naturgeschichte der eingeweidewürmer, etc.*, *page* 303, est égal à celui que j'ai conservé.

(134) Dans le cerveau, *Ludwig de hydrope cerebri puerorum*, *Lipsiae*, 1774. *Hufeland ueber die natur, erkenntnissmittel und Heilart der skrofelkrantheil Jena*, 1795, *page* 339. *Weikard Vermischte medizmische Schrifften IV st.*, *pag.* 74, 76. *Medical facts and observations; London*, 1792, *vol.* 3. Dans le foie, *Baillie*, *the Morbid human Anatomy of some of the most important parts of the human body; London* 1793, no. IX. Au-dessous des muscles pectoraux, *Werner*, *Vermium intestinalium brevis expositionis continuatio secunda*, *curante Fischer*, *page* 7. Dans les abcès suppurés, *Hunter in Transactions of a Society for the improvement of medical and chirurgical knowledge*, *London*, 1793.

(135) *Mélanges*, *par la Société des*

Curieux de la Nature, à *Berlin*, vol. 1, pag. 350.

(136) *Bloch*, *Traité de la Génération des vers*, pag. 54.

(137) *Zeder*, ouvrage cité, pag. 310; le professeur *Walter* a assuré à *Bloch*, *ouvrage cité*, *page* 54, qu'en ouvrant des cadavres, il a vu sortir des hydatides, et quelques Vers vésiculaires. Cependant *Werner*, *ouvrage cité*, *page* 68, ayant examiné la membrane des hydatides, ne la rencontra pas organisée comme celle que j'ai eu occasion d'observer dans le Ver vésiculaire.

(138) *Nordische Beytrage*, 1. *band, p.* 84, *de Haen ratio medendi*, *pag.* 3, *vol.* 11, *cap.* 16, §. 2; *Morand*, dans les *Memoires de l'académie de Paris*, 1722, *pag.* 158; *Wagler*, *lib. de Morbo mucoso*, *Gottingae*, 1762, *page* 190.

(139) Quelquefois les hydatides sont de véritables varices des vaisseaux lymphatiques. *Sommering de morbis vasorum absorbentium corporis humani. Trajecti-ad-Moenum*, 1795, §. XXII.

(140) Il est bon de les avoir sous les

yeux pour se faire des idées exactes de la structure du Ver vésiculaire humain. *Voyez* la planche II , fig. X , XI, XII, XIII, XIV, XV, XVI, XVII.

(141) *Voyez* le §. XXIV.

(142) *Dissert. de morbo mucoso praeside, I g. Rœderero, Gœttingae*, 1762 , 4°.

(143) *Handbuch der Naturgeschichte, etc., pag.* 410.

(144) L'on avoit prétendu que *Aldrovando* avoit donné la description de ce ver sous le nom de petit Lombric. L'exact examen de la figure qu'il a donnée, prouve à l'évidence, que cet auteur n'a pas voulu parler du Tricocéphale , mais bien de l'Ascaride vermiculaire.

(145) *Vermium intestinalium , etc. , pag.* 84 , *Ascaristrichuira.*

(146) *Wagler, Dissertatio de morbo mucoso , etc.*

(147) *Linnaei, Mantiss. pag.* 543.—*Werner, vermium intestinalium, etc. pag.* 84.

(148) *Pallas , Neue nordische , Beytrage I , Band I , srück , pag.* 3 , *n°.* 21.

(149) *Leske, Elementi di storia naturale, parte prima, vol. II, pag.* 231, *n°.* 3.

(150) *Tricocephalos* ou *Tête Capillaire.*

(151) Ce ver établit le septième genre de *Bloch, Traité de la génération, etc.,* pag. 72, et le second genre de *Goeze, Ouvrage cité, pag.* 112. Le premier ne parle que d'une seule espèce, c'est-à-dire de l'humain ; le second décrit un Tricocéphale avec la tête simple (d'ailleurs on en compte trois autres espèces, outre l'humain), et un autre avec la tête à crochets, *voy.* le §. 34.

(152) Je dis plus souvent, parce que *Bloch* l'a quelquefois rencontré étendu en ligne spirale dans l'intestin *cœcum* humain, comme on peut le voir dans son ouvrage déjà cité, pl. IX, fig. VIII.

La figure de ce ver est très-clairement exprimée dans la pl. IV, fig. I, II.

(153) *Voyez* la pl. IV, fig. III, 1 m.

(154) *Satura observationum de animalculis infusoriis, Gottingae,* 1765, 8°. *pag.* 6.

(155) *Commentaria Petropolit. etc. vol.* XIX, *pag.* 449.

(156) *Dans la partie XIIeme. de son Natur forscher, pag.* 182.

(157) *Versucheiner naturgeschichte*, etc., *pag.* 115.

(158.) *Voyez* la pl. IV, fig. III, a.

(159) *Vermium intestinalium*, etc. ; *pag.* 85.

(160) *Voyez* la pl. IV, et confrontez avec la fig. I et II.

(161) *Voyez* la pl. IV, fig. III.

(162) *Voyez* la pl. IV, fig. III, 1 m.

(163) *Voyez* la pl. IV, fig. IV.

(164) « Ovarium magnum, elongatum, » globulis minimis (ova enim exprimere » haud potui), perfusum, tubo ab utraque » extremitate instructum est. Anterior » varie flexa, et inter intestina contorsta : » posterior vero spiralis sub initium partis » filiformis perditur. » *Voyez Goeze, Versuch.* etc., *pag.* 115.

(165) *Voyez Goeze*, ouvrage cité pag. 116. « Fragment de la lettre du docteur *Wagler* au conseiller *Wichmann, de Hannover.* »

(166) *Voyez* la pl. IV, fig. V.

(167) *Comment. Petropolit*, *vol.* 19, *tab. X, fig. VI.*

(168) *Voyez* la planche IV, fig. VI.

(169) *Versuch* etc., *page* 123.

(170) Werner , *Vermium intestina-lium, etc.* , *page* 72 , dit que les symptômes produits, soit par l'Ascaride vermiculaire , soit par le Lombricoïde , sont à peu près les mêmes. Je prie cependant le lecteur d'avoir présent tout ce qui a été dit dans la Leçon troisième sur le rapport de la variété des symptômes occasionnés par ces différens vers.

(171) Il est encore à observer que les Ascarides vermiculaires étant vivipares , et les Lombricoïdes ovipares , ont été mal à propos rapportés par les naturalistes sous le même genre.

(172) *Ascaris vermicularis , Linnaeus , System. Natur.* , *page* 1076 ; Bloch , *Traité de la Génération des vers, etc.* , *page* 69 , *III espèce.* Werner , *Vermium intestina-lium, etc.* , *page* 72 ; *Ascaris pollicaris , Linnaeus , Fauna suecica,* n°. 1269 ; Ascaride , *Vallisneri , Opere Fisico - Mediche, etc.* , Tom. *I, tav.* 20 , *p.* 178 ; *Vermis Ascaris , Clerici historia Lumbricorum latorum, etc.* , *fig. X* ; *Ascaris graecorum , Pallas, Dissert. de insectis viventibus, etc.* , *XIV* , *page* 12 ; *Ascaris cauda setacea ,*

Müller, historia vermium fluviatilium, etc.
n°. 165 ; *Ascaris vermicularis cauda subu-
lata, Goeze; Versucheiner Naturgeschichte,
etc. , page* 97 ; *Fuseragnolo vermicolare.
Lecke , Elementi di Storia naturale , etc. ,
parte prima, Vol. II, page* 23o.

(173) *Observationes chirurgico - medicae
Quedlimburg* , 1704 , 4°. *lib. II., obs. IV.*

(174) *Dissert. de Ascaridibus et Lumbricis latis , etc.*

(175) *Vandoeveren, Dissert. de vermibus
intestinalibus , etc.* , veut prouver que
l'Ascaride vermiculaire doit se nourrir du
chyle qui n'a pas été absorbé par les vaisseaux lymphatiques, et qui est ainsi uni
aux excrémens. Mais comme l'on rencontre ce ver dans le vagin de la femme,
et dans d'autres parties qui sont abondamment lubréfiées par les humeurs muqueuses , il faut plutôt croire que notre
ver a une plus grande affinité avec le
mucus , etc.

(176) *Historia physiologica Ascaridum ,
Leowardini,* 1762 , 8°. , *c. tab.*

(177) *Versucheiner Naturgeschichte, etc.,
pag.* 102.

(178) Voyez la planche IV , fig. VII.

(179) Voyez la planche IV, fig. VIII, IX,

(180) Voyez la planche IV, fig. IX i.

(181) Voyez la planche IV, fig. VIII , k l.

(182) Voyez la planche IV , fig. VIII h i.

(183) *Vermium intestinalium , etc. , pag. 74 , tab. 5 , fig. 136.*

(184) Voyez la planche IV, fig. IX , k.

(185) Voyez la planche IV , fig. X.

(186) Voyez la planche IV , fig. XI.

(187) *Versucheiner Naturgeschichte, etc., pag. 105 , 108.*

(188) *Goeze , ouvrag. cité , pag. 109 , Fünfte anmerkung.*

(189) *Abhand lung nouder Erzung, der Würmer in menschlichen Córper , Halle , 1748 , 8°. pag. 28.*

(190) *Systema naturae , edit. XII , pag. 1076.*

(191) Pour avoir une figure du Lombri-coïde semblable à celle du Lombric de terre, *voyez Tyson , in Philosophical Transactions , vol. XIII , an 1683 , n°. 147 , a* été nommé *Ascaris Lumbricoïdes, Linnaeus, ouvrage cité; Bloch , Traité de la Généra-tion , etc. , page 63; Müller , vermium*

*terrestrium et fluviatilium historia, etc.,
page* 35, n°. 166; *Werner, vermium intestinalium, etc., p.* 75; *Lumbricus intestinalis;
Pallas, Dissert. de insectis viventibus, p.* 15,
n°. 4; *Lumbricus teres, Clerici, Historia naturalis et medica latorum Lumbricorum, etc.
pag.* 224; *Lumbricus intestinalis humanus
teres, Klein, tentamen herpetologiœ, etc.,
p.* 62; *Ascaris gigas hominum; Goeze, Versuch einer Naturgeschichte, etc., p.* 65; *Fuseragnolo Lombricoïde, Leske, Elementi di
Storia naturale, parte prima, vol.* 11, *p.* 230;
*Fusaria Lumbricoïdes hominum ; Zeder,
Erster nachtrag zur Naturgeschichte der
eingeweidewürmer, etc., page* 26.

(192) *Tyson, in Philosophical Transactions, etc.; Pallas, Dissert. cit., page* 13,
n°. 4.

(193) *Willis, Exercitationes de anima
brutorum, p.* 201, *edit. gen.* — *Redi, osservazioni intorno agli animali viventi, etc.,
page* 132.

Les écrivains qui ont voulu soutenir
que le Lombricoïde humain étoit parfaitement égal au Lombric de terre n'ont
certainement pas fait attention que dans

l'espèce des premiers , il y a mâle et femelle, tandis que le second est un ver hermaphrodite.

(194) *Zeder, Erster nachtrag., pag.* 26, a judicieusement fait voir que tous les indices détaillés par les écrivains pour fixer les points de distinction entre le Lombricoïde humain, et celui des chevaux et des porcs, sont équivoques.

(195) *Opere fisico - mediche , tome* 1, *page* 281.

(196) *Epistola cit. ad Andryum , etc.*

(197) Voyez la planche V , fig. I.

(198) *Versucheiner Naturgeschichte, etc. page* 67.

(199) *Vermium intestinalium , etc. , pag.* 76; voyez la planche V, fig. V.

(200) Voyez la planche V , fig. I.

Une de ces fibres est longitudinale et dorsale, l'autre abdominale, et les deux autres , on peut les appeler latérales. Chaque fibre est le résultat de divers autres filets. *Vallisneri* a cru y découvrir divers points obscurs , qu'il a nommés spirales. *Van - Phelsum* a entièrement démontré que cette observation est fausse.

(201) Voyez la planche V, fig. I, a.

(202) Voyez la planche V, fig. IV.

(203) *Opere fisico - mediche , tome* 1, *tav.* 34.

(204) *Versucheiner Naturgeschichte, etc. page* 67.

(205) Ce Lombricoïde étoit de la longueur de cinq pouces. L'observation est du docteur *Maecker ;* voyez *Bloch, Traité de la Génération des vers , page* 66.

(206) *Ludwig , Programma de Lumbricis intestina perforantibus , Lipsiae ,* 1762, 4°.

(207) *Blasii , Observationes medicae rariores , Amstaelodami ,* 1677, 12. , *p.* 79, *observat.* 10, *pag.* 80 , *obs.* 12.

(208) Dans le cerveau d'un veau marin; voyez *Bloch , Traité , etc. , page* 66.

(209) *Schultz , Dissert. de Lumbricis effractoribus , Halae ,* 1740 , 4°.

(210) *Traité des Maladies des Enfans , etc. , pag.* 306.

(211) *Vel. Acad. Handl. ,* 1763 , *p.* 113.

(212) *Benivenius de abditis, etc., cap.* 86.

(213) *Mouteti , Theatrum insec. , p.* 299.

(214) *Peredia de curandis morbis , etc. , lib.* 1 , *cap.* 5.

(215) Voyez la planche V, fig. VIII.

(216) Voyez la planche V, fig. II, III.

(217). *Tractatus de anima brutorum, etc. lib.* 1, *cap.* 4.

(218) *Werner, vermium intestinalium, etc., pag.* 79.

(219) Voyez la planche V, fig. XI.

(220) Voyez la planche V, fig. IX.

(221) *Vermium intestinalium, pag.* 80.

(222) *Biblia naturae, pag.* 796, 802.

(223) *Opuscula minora, Lipsiae,* 1782, *pag.* 131.

(224) Voyez la planche V, fig. XI.

(225) *Vermium intestinalium, etc., page.* 82.

(226) *Miscell. Berolin, tom.* 3, *pag.* 47, *tom.* 6, *pag.* 129.

(227) Voyez la planche V, fig. VI.

(228) Voyez la planche V, fig. VII.

(229) *Amatus Lusitanus, Curation. med. cent.* 5, n°. 46, *pag.* 513, rapporte l'observation d'un autre médecin, son contemporain, qui, au moyen d'un remède approprié, parvint à expulser du corps d'un malade un ver Lombricoïde bien long. Sa tête étant écrasée, il en sortit

d'autres vers. *Borel* parle, *Observationum medico-phisicarum, cent.* 1, *obs.* 89, d'un autre Lombricoïde qu'il a observé rempli d'une immense quantité de petits vers. Une observation à peu près semblable nous a été transmise par *Plater, Observationum, lib. III, pag.* 657, et par *Panarolo, Iatrologismorum pentecostae quinque, Romae,* 1652, 4°., *obs.* 15. Voilà comme quelquefois l'imagination de quelques observateurs a été surprise, quoiqu'ils fussent fort instruits.

(230) Descriptio et iconica delineatio novi generis vermium stomachidæ dictis in corpore humano hospitantium ; Accidit observatio medico-practica de Lumbrico per urethram excreto , nec non de Lumbrico alvino ut ut mortuo parturiente ; Amstelodami , 1780 , 8°.

(231) L'on doit excepter l'Acarus psorique, puisque celui-ci étant la cause spéciale d'une maladie particulière de la peau , doit être considéré particulièrement ; voyez *Bonomo, Osservazioni intorno ai pellicelli del corpo umano. Florenza,* 1683 ; *Linnaei, Amaenitat. acad., vol.* 5, n°. 82 ; *Morgagni*

de sedibus et causis morborum, etc. , *epist.*
L. V, art. 4 ; *Wichmann, Aetiologie von-*
der Kraze, Hannover, 1786 ; *Hartmann*,
Dissert. sistens quaestiones super Wich-
manni aetiologiam scabiei , etc. , *Franco-*
furti , 1789, 4°.

(232) *Happü* , *vermium intestinalium*
hominis historia, pag. 7 , §. 4.

(232) Voyez la *note* , n°. 32.

(233) *Giornale Fisico - medico* , *Pavia*,
1795, tome IV , pag. 71.

(235) *Traité des Maladies des enfans, etc.*
page 304.

(236) *Goeze* , *Versuch Naturgeschichte*,
etc. , *pag.* 71 ; *Werner*, *vermium intesti-*
nalium , etc. , *p.* 87 ; le docteur *Pereboom*,
médecin d'Amsterdam , prétendit avoir
découvert un nouveau genre de vers humains, *Descriptio et iconica delineatio novi*
generis vermium stomachidae dicti , etc. ,
qui , suivant lui , habite dans l'estomac :
il est d'une couleur noirâtre , et paroît être
construit d'une texture plus compacte
que le Lombricoïde.

Goeze et *Werner* ont cependant fait
voir que ce ver stomachide se réduit

enfin au véritable Lombricoïde, qui est tant soit peu différent dans quelques parties.

(237) *Fasciola intestinalis Linnaei , Systema natur. , edit. XII , pag.* 1078 ; le docteur *Montin* l'a expulsé du corps d'une femme , et il en donne la description dans les *Mémoires de l'Academie royale des sciences de Suède , en* 1763 *, pag.* 113 *, etc.* Ce ver se trouvoit dans le corps humain , et *Smezio* en avoit déjà parlé, *Miscellan. , pag.* 563. Voyez *Goeze , Versucheiner naturgeschichte , etc. , pag.* 186.

(238) *Werner , vermium intestinalium brevis exposit. Contin. , etc. , pag.* 19.

(239) *Bloch , Traité de la Génération des vers , etc. , pag.* 68 , 71.

(240) Nous avons dans le *Traité des Maladies des enfans ,* de *Rosenstein ,* une excellente description de ce ver : voyez encore *Bloch , Traité de la Génération, etc.* pag. 73 ; *Goeze , Versucheiner naturgeschichte , etc. , p.* 123 ; *Werner , vermium intestinalium brevis exposit. Contin. , etc. ; pag.* 5. Lorsque ce ver s'introduit dans l'estomac il est très-dangereux.

(241) *Brera , Sylloge opusculorum , etc. , vol. 3 , Ticini , 1799 , pag. 254 ; opuscul. 5 , de morbo Yaws. dicto , et de vena medinensi , etc.*

(242) *Auct. ad Helminthologiam corporis humani , Lipsiae , 1793 , page 19, 22 , tab. 59 ; Zeder* l'appelle « Polystoma sphincteribus sex , pinguicola , depressum , postice accuminatum sphincteribus sub margine antico retractili lunatim positis, cauda curvata; habitat in adipe pone ovarium humanum. » *Erster Nachtrag. etc , p. 203.*

(243) *Goeze* en a vu expulser deux du corps d'un enfant mort d'atrophie ; *Versucheiner Naturgeschichte , ect., p. 102.*

FIN DES NOTES DE LA PREMIÈRE LEÇON.

SECONDE LEÇON.

ORIGINE DES VERS HUMAINS.

§. LVII. Le philosophe , entouré d'une foule d'objets immenses, a toujours cherché à soulever ce voile mystérieux qui cache la cause des phénomènes les plus surprenans de la nature. C'est ainsi que naquirent les premières découvertes utiles : elles ouvrirent le passage à des recherches encore plus merveilleuses , à l'aide desquelles on est parvenu à établir que les choses naturelles sont entre elles dans un rapprochement médiat ou éloigné , direct ou indirect. Les recherches continues et l'étude assidue du grand livre de la nature , nous ont ensuite conduits à établir plusieurs lois primitives et à admettre plusieurs principes inébranlables , dont l'homme de génie s'est servi pour éclaircir divers phénomènes particuliers aux êtres vivans. Guidé par cette méthode entiè-

rement analytique, et conduit par l'expérience, on ne peut qu'offrir des rapports
justes, des analogies non équivoques, et
des points solides de réunion.

C'est d'après ces principes philosophiques que je me suis étudié à recher-
cher l'origine primitive des vers vivans
dans le corps humain. Ce sujet, dépouillé
des hypothèses des naturalistes, et traité
avec l'évidence des faits, mérite toute
l'attention des médecins, puisqu'il influe
directement sur le diagnostic et sur la
cure des affections vermineuses et autres
maladies asthéniques très-graves.

§. LVIII. L'origine des vers, non-seule-
lement dans le corps humain, mais encore
dans celui des autres animaux, a été le sujet
de profondes méditations chez les plus
grands naturalistes et les plus illustres médecins. On a beaucoup disputé, beaucoup
écrit, et l'on a cru avoir beaucoup observé;
enfin on n'a conclu que très peu de chose, et
on a judicieusement fini par mettre en doute
toutes les opinions qui jusqu'à présent
ont été adoptées (1) par les observateurs
les plus heureux, parce qu'elles sont

appuyées sur des hypothèses chancelantes, quoique ingénieuses.

§. LIX. Excepté les Vers vésiculaires, la structure de tous les autres vers humains n'a pas été jusqu'à présent suffisamment étudiée. C'est ainsi que nous avons vu les uns fournis des parties qui constituent les deux sexes; d'autres ayant les deux individus unis ensemble , comme dans les *Taenia* (2) ; enfin quelques-uns les présentant distincts dans les différens individus, comme dans le *Tricocéphale* (3) , l'*Ascaride vermiculaire* (4), et le *Lombricoïde* (5). Cela veut dire que nos vers, comme tous les êtres vivans moins imparfaits qu'eux, proviennent des œufs particuliers à l'espèce analogue (6). En effet, les uns se multiplient en déposant leurs œufs, pour être ensuite fécondés par le passage du mâle sans aucune copulation précédente; les autres se propagent par l'union des deux individus de sexe différent (7); enfin il y en a qui se fécondent d'eux-mêmes, comme le *Taenia* (8). Voyez la *première Leçon*.

Ces observations , qui ont été plusieurs

fois répétées et vérifiées par des écrivains accrédités, ne laissent aucun doute; elles sont directement opposées à la génération équivoque, admise par divers naturalistes, pour se rendre raison de l'origine de nos vers (9). Nous convenons volontiers que la simplicité de la structure des vers doit les affranchir des lois ordinaires, relatives aux fonctions de leur vie : cependant on conclueroit mal, si l'on vouloit rendre leur naissance dépendante de quelques combinaisons plus simples, que l'on a imaginé pouvoir découvrir à l'aide du microscope (10), en comparaison des autres êtres plus parfaits, tandis que les organes qui servent à leur reproduction sont évidents. Ni le sexe, ni le coït, ni les œufs, ni la génération n'étoient connus d'*Aristote* et des anciens philosophes, comme ils le sont de nos jours. Aussi dans ces temps reculés, l'on ne reconnoissoit aucune autre génération, pour les êtres imparfaits, que la corruption des substances (11). La putréfaction devoit alors être considérée comme la cause de l'existence de ces individus. Rien donc de plus ingénieux que la génération équivoque, inventée pour se rendre raison de la création des animaux ! Cependant cette sublime hypothèse , à laquelle on prétend de nos jours donner de la valeur , d'après les observations surprenantes de *Needham* (12) , et par les raisonnemens métaphysiques du très - ingénieux *Reil* (13) , ne paroît applicable ici en aucune manière , parce que , je le repète , les organes des vers qui servent à la génération , sont très - évidens , ainsi que dans les animaux les plus parfaits.

§. LX. La quantité d'œufs que les vers doivent déposer dans notre corps étant prodigieuse , il doit s'ensuivre , ajoutent les anti - ovaristes et les partisans de la putréfaction , que dans tous les hommes il devroit se développer une immense quantité de vers ; ce qui est contraire à l'expérience.

Cette sage réflexion , loin de renverser le système déjà établi sur l'origine des vers , le favorise dans toute son extension ; et , suivant moi , elle ne prouve autre chose , sinon qu'il faut certaines circonstances déterminées , pour faciliter le développement des œufs et la naissance des vers. *Rosenstein* les a si bien déterminées, qu'il importe de les connoître avec ses propres paroles (14) : « Les œufs qui sont déposés par les vers humains dans notre tube intestinal se développent, 1°. quand il y a une chaleur modérée ; 2°. quand ils peuvent s'y arrêter : cela arrive lorsqu'ils sont agglutinés par le mucus qui lubréfie l'estomac et les intestins , surtout s'ils sont situés dans les replis de ce canal, et ne peuvent être chassés de leur situation, soit par le mouvement péristaltique ou anti-péristaltique de ces viscères , soit par la pulsation des artères qui parcourent leur texture ; 3°. quand il ne se corrompent point par le moyen de la vapeur qui est continuellement répandue dans l'estomac et les intestins par les vaisseaux exhalans. C'est ainsi que le blé semé ne végète point, s'il est inondé par une pluie continuelle. »

§. LXI. Les enfans , les femmes , et les personnes qui ont une fibre molle et foible , sont de préférence sujets aux vers. Dans les maladies asthéniques , suivant les praticiens, l'on rencontre fréquemment

des vers rendus par les selles , ou sortis
par la bouche (15). Les enfans qui ont
été soumis à l'opération de la taille sont
souvent tourmentés par les vers , qui se
développent en grande quantité quelques
jours après l'opération. La crainte , à la
vue de l'appareil , semble beaucoup in-
fluer sur le développement des vers , parce
qu'elle concourt à affoiblir le corps.

L'on peut déduire , avec certitude , de
ces observations pratiques , que la foiblesse ou la consomption des parties du
corps humain où les œufs des vers sont
situés , est une qualité essentielle pour
leur développement. Cette circonstance
étoit entièrement connue par l'estimable *Redi* , qui s'est cependant trouvé
très - embarrassé , lorsque , pour expliquer la formation des vers , il eut recours à sa fameuse hypothèse de l'âme sen-
sitive , inhérente aux parties humaines
desquelles devoit résulter le ver. Ce savant ennemi de la génération équivoque
propageoit une hypothèse encore plus mé-
taphysique ; il a eu au moins le mérite de
nous avoir appris que l'addition des

particules animales humaines est indis-
pensable pour le développement du germe
vermineux , et pour la nutrition du ver
sorti de l'œuf. C'est ainsi que les vers humains , nourris de matière humaine , acquièrent des différences de structure ,
que l'on ne trouve pas dans les vers des
autres animaux , quoique de la même
espèce. C'est de cette manière que l'on
peut expliquer les épidémies vermineuses ,
qui étant ordinairement l'effet d'une di-
sette extraordinaire , ou de quelque alté-
ration putride de l'atmosphère , débutent
avec un appareil de symptômes, tous propres à une affection asthénique universelle au dernier degré , et d'une consomption locale de certaines parties du corps qui
en sont attaquées. Enfin , c'est ainsi qu'en
sont exempts les individus qui sont bien
nourris , et chez lesquels, par conséquent ,
le sang circule avec force , les secrétions
se font régulièrement et avec harmonie , les
parties du corps se maintiennent en un état
de parfaite cohésion ; aussi l'on peut dire
que la santé est universelle et locale. Les
vers qui vivent aux dépens du corps de

l'homme , quoique de la même espèce , se reproduisant ailleurs , ne lui seront-ils pas indigènes ? (16) ceux-ci méritent-ils de former une classe particulière et séparée (17) dans l'Histoire générale des vers que le naturaliste rencontre, soit au-dehors, soit au-dedans du corps des autres animaux ?

§. LXII. Le *Taenia canina solium* (18) a beaucoup de ressemblance , suivant *Werner* (19), avec le *Taenia cucurbitain* humain ; et il n'en diffère que par quelques singularités , qui ne sont nullement caractéristiques. L'on peut affirmer la même chose du *Taenia* à cou très-court, que l'on rencontre dans les chats. Ses articulations, suivant la figure rapportée par *Bloch* (20) , dans la partie moyenne de son corps , peuvent à peine être distinctes de celles d'un *Taenia cucurbitain* humain peu avancé en âge (21). En effet, *Pallas* (22) les considère tous les deux comme étant de la même espèce, et il attribue à la seule diversité de la nourriture , la différence qu'on remarque dans les articulations. Dans l'*anitra clangula* et dans l'*anitra fuligola*, l'on observe un *Taenia* que *Bloch*

appelle *Taenia articulis conoïdeis* (23) ,
dont la figure externe , excepté la queue ,
ne diffère en rien du jeune *Taenia cucurbitain* humain , et particulièrement de
celui qui est dans la planche Iere., représenté sous la figure II.

Les brebis sont très-sujettes aux vers ,
parce qu'elles sont construites d'une fibre
foible et lâche , et elles ont une très-grande
tendance aux maladies de foiblesse ; aussi
elles sont très-souvent tourmentées par un
Taenia , auquel on a donné le nom de
Taenia Vasis nutriciis distincta (24). Sa
forme extérieure ressemble beaucoup au
Taenia large humain.

§. LXIII. Nous avons déjà fait remarquer que l'homme et les autres animaux
sont aussi exposés aux Vers vésiculaires(2y).
Cependant la différence qui existe entre les
Vers vésiculaires humains et ceux des
animaux , semble être essentielle (26) ;
mais il faut convenir que l'histoire de ces
Vers n'est pas encore bien éclairée, puisque
jusqu'à présent on n'a pas découvert les
parties de la génération. En conséquence ,
on ne peut pas assurer , avec certitude ,

si le *Ver vésiculaire hermite* appartient seulement à l'homme , ou si le *Ver vésiculaire social* appartient exclusivement aux autres animaux (27).

§. LXIV. Le *Tricocéphale,* que *Bloch* (28) dit avoir trouvé uniquement dans l'intestin cœcum de l'homme , a été encore découvert par *Goeze* (29), dans les intestins d'une souris mâle ; par *Wagler* dans le cheval (3o), et par *Ruysch* dans le sanglier (3 1). Un autre *Tricocéphale ,* avec la tête couronnée de crochets , a été trouvé par *Pallas*, dans le *Lacerta apoda ,* comme nous l'avons déjà dit ailleurs (32).

§. LXV. En passant du *Tricocéphale* à l'*Ascaride Vermiculaire* , il faut se souvenir que ce ver se rencontre dans les intestins de la *Rana temporaria.* Sa ressemblance avec l'*Ascaride* humain est telle que *Goeze* prétend que nos vers sont innés en nous. Il n'a pas pu y trouver la moindre différence , et il a dû , comme observateur exact et impartial , peut-être encore contre son opinion , les réduire sous la même espèce , et en donner ensemble la description (33). Cet excellent et illustre

naturaliste a vu , dans une autre occasion ,
les *Ascarides vermiculaires* dans les intestins du Brochet et de la Salamandre aqua-
tique (34). Tous les *Ascarides vermiculaires* sont vivipares comme les humains.

§. LXVI. Le *Lombricoïde* humain ne
peut nullement être distingué de celui du
Cheval et du Cochon ; et les caractères dis-
tinctifs qui ont été adoptés par les écrivains , même les plus modernes (35), sont
très - foibles. Si les *Lombricoïdes* ne sont
que d'une seule espèce , il n'y a certainement aucune raison bien fondée pour les
séparer et en former trois espèces particulières (36).

§. LXVII. Si des vers de la même espèce ont été découverts dans le corps de
l'homme et dans celui des animaux ; si
la différence qui existe entre eux, quoique
légère , dérive, comme il n'y a point de
doute , de la différence de nourriture ;
pourquoi avoir recours à des hypothèses
pour expliquer l'origine particulière des
vers dans le corps humain? Si on accorde
encore que *Linné* se soit trompé , il n'y a
rien d'étonnant que l'*évêque Menander* ,

cité par *Rosenstein, Unzer* et *Tissot*, assurent avoir trouvé dans l'eau les mêmes espèces, que l'on découvre dans l'homme; ne
les voit-on pas encore dans les viscères
des poissons et des autres animaux ?

L'on peut dire que nos recherches, dans
ce genre, sont très-limitées : peut-être
qu'avec le temps des observateurs plus
heureux découvriront les œufs des principaux vers humains dans le sein des animaux desquels nous tirons notre nourriture journalière; peut-être qu'un jour
l'on conviendra qu'il peut y avoir des vers
exclusifs aux animaux; mais on n'en ad-
mettra point d'exclusifs à chaque espèce,
comme *Bloch* (37) l'a prétendu : ils feront
une classe séparée dès que l'on aura égard
aux effets que produit la qualité de la nourriture qui se joint à leurs parties.

§. LXVIII. Qu'un *Taenia* et quelques
Lombricoides aient été trouvés dans des
enfans qui n'étoient pas venus à terme,
par *Hippocrate*, *Brendel* (38) et par
Selle (39); qu'un *Fasciola hépatique* l'ait été
dans un agneau encore renfermé dans l'utérus de sa mère (40); qu'on ait rencontré des

vers dans des enfans morts aussitôt après
leur naissance (41), et dans des animaux qui
tettent encore (42) ; il semble que ces argumens favorables viennent à l'appui de l'opinion de ceux qui croient que les vers sont
innés dans l'homme et dans les autres animaux. Cependant, si l'on considère que
les œufs des vers sont d'un volume si petit
qu'ils sont imperceptibles, même sous les
tub. B, n°. I du microscope d'*Hoffman* (43)
(ces œufs sont de véritables ovaires ou
des masses (44) de petits œufs) ; rien
de plus probable qu'ils soient absorbés
par les vaisseaux lymphatiques , passent dans le torrent de la circulation , et
soient transportés avec le sang et déposés
en différentes parties du corps. On rencontre, en effet, dans les parties les plus
cachées de l'homme et des autres animaux
ces vers , qui ordinairement ne séjournent
que dans le tube intestinal (45). Il me
semble que l'on peut conclure , avec le
docteur *Panzani* (46), que les vers des
fœtus sont engendrés dans l'utérus de la
mère par le développement de leurs germes, pourvu que les circonstances néces-

saires que nous avons indiquées y concourent (47). Portés avec le sang maternel (48) dans la masse des humeurs du fœtus,
accidentellement déposés dans la cavité
intestinale qui abonde en matière muqueuse, ils s'y développent par leur position, favorisée encore par la viscosité du
méconium. Les germes vermineux sont
plus à portée d'être développés et de ré-
pulluler (49) dans le corps des fœtus et des
enfans, qui sont foiblement organisés.

Au contraire, dans l'âge adulte la texture
des organes est solidement constituée, les
choses nécessaires pour développer les
germes manquent, ou bien ils périssent dès
leur naissance. Voilà la raison pour laquelle les vers sont très-fréquens dans
l'enfance et dans les personnes foibles,
tandis que rarement on les observe dans
l'âge adulte, et jamais dans les individus
d'une constitution robuste et vigoureuse.

§. LXIX. Les vers humains, accoutumés
dès leur premier développement à vivre
dans nos viscères, résistent à leurs mouvemens ordinaires, s'y accroissent d'une
manière étonnante ; et chassés, ils meurent

facilement , comme les poissons et les autres animaux aquatiques lorsqu'ils sont hors des élémens où ils prennent leur nourriture et leur vie. L'on doit remar-quer que les vers des intestins hors de leurs siéges ordinaires , périssent ou sont évacués. Les *Taenia* , les *Lombricoïdes* une fois entrés dans l'estomac, sont bientôt vomis vivans ou tués par l'action des forces digestives. Les *Lombricoïdes*, passés au-delà de la valvule de *Bauhin* , on peut les dire perdus , et ils sont évacués (5o).

§. LXX. Il nous reste maintenant à voir comment les œufs des principaux vers s'introduisent dans le corps humain ; puisqu'une fois qu'ils y sont portés et ab-sorbés dans la masse des humeurs , ils peuvent se répandre et se déposer dans les parties , même les plus cachées , faire l'incubation et se développer lorsqu'il y a le concours des circonstances favorables que nous avons indiquées.

Vallisneri a cherché l'origine de tous les vers dans le premier homme (51). Cette opinion bien considérée , quoique ensuite adoptée par *Van-Phelsum* (52) et par *Andry* (53), est sujette à toutes les objections émises par les physiologistes et les naturalistes, qui ont prouvé, par des faits, combien elle est peu raisonnable, surtout lorsqu'on l'a voulu appliquer à la génération universelle des ovipares et des vivipares. Les vers rencontrés dans les fœtus et dans les enfans qui ne sont pas à terme (54), ne laissent aucun doute que la semence vermineuse n'ait été communiquée au fœtus par sa mère, soit qu'elle l'ait contractée de ses parens, ou accidentellement avalée avec les substances destinées à sa nourriture journalière. Si, par le moyen du placenta, la mère transmet au fœtus la substance qui le nourrit et le fait développer, pourquoi ne pourroit-elle pas lui transmettre la semence vermineuse, qui est renfermée dans de très-petits germes (55) qui circulent dans les humeurs? N'est-ce pas ainsi qu'on transmet au fœtus ses propres inclinations et les particularités de ses traits, ou ceux de sa famille (56)? D'ailleurs les vers observés dans le cordon ombilical du fœtus (57), dans l'utérus (58) et même

dans le placenta (59) , ainsi que la disposition vermineuse dans les fils , dans
la mère et grand'mère , remarquée par
Rosenstein(60) , prouvent évidemment que
la semence vermineuse peut être transmise , non-seulement de la mère au fœtus ,
mais encore se développer dans les parties
contiguës au trajet de communication.

§. LXXI. Les animaux ovipares et particulièrement les oiseaux , sont très-sujets
aux vers; et ils naissent isolés de toute communication avec leur mère. Il semble ,
en conséquence , que les vers sont innés
en eux , et que , par cette raison , ils peuvent l'être encore dans l'homme , puisque
la nature est uniforme dans ses grandes
opérations.

Cette objection auroit certainement un
grand poids si tout ce que *Bloch* affirme
étoit vrai , c'est-à-dire (61) , que dans la
plus grande partie des animaux , il y a
des vers particuliers. Nous avons déjà remarqué que l'on ne peut pas strictement admettre des vers propres à chaque classe d'animaux (62) ; mais il y a
seulement quelques variétés. D'ailleurs

l'on peut dire que dans les ovipares,
tels que les oiseaux, les poissons, on rencontre des vers propres à chaque espèce.
En effet, le *Fasciola*, ou petite bande
(*ligula*) est commun aux poissons et
aux oiseaux (63) : l'on y rencontre indif-
féremment le *Gordius* (64), le *Capu-*
chon (65), *l'Echinorinchus* (66), le *Pla-*
naria Cilindrica (67), les *Taenia* (68) et le
ver nommé *Chaos infusorius mucosus* (69).
Il est donc naturel que les œufs de ces
vers doivent être indistinctement introduits dans le corps animal, avec les alimens, et que dans l'homme ils doivent
surtout s'insinuer avec le lait maternel (70).
Rosenstein dit (71) qu'avec l'eau impure
on avale une quantité immense de très-
petits vers, et que c'est peut-être de là que
les gens misérables en sont si souvent tourmentés (72). En Suède, la troisième partie
des malades pauvres, qui se nourrissent
mal, et qui font usage des eaux du Soëtra,
sont très-souvent attaqués de maladies
vermineuses.

§. LXXII. Fidèle aux maximes éta-
blies dans le commencement de cette

seconde Leçon (73), et loin de tout ce que l'hypothèse peut avoir d'attraits, j'ai seulement eu soin d'exposer les observations relatives à la génération des vers dans le corps humain vivant, qui, philosophiquement analysées, si elles ne sont pas entièrement satisfaisantes, éclairent en quelque sorte, un sujet qui a été toujours l'objet des recherches les plus assidues des médecins et des naturalistes (74).

Si l'on réunit tout ce que nous avons dit jusqu'ici, il semble que l'on peut établir avec raison six principes fondamentaux qui ont rapport à l'origine des vers humains : s'ils ne satisfont point les naturalistes, ils méritent au moins tous les égards des praticiens, pour qui est destiné cet ouvrage.

Nous conclurons,

1°. Q'aucun ver ne peut se dire strictement inné dans le corps humain ; car la semence ou le germe vermineux, s'introduit en nous, ou par la communication de la mère, lorsque le fœtus est renfermé dans l'utérus, ou par l'allaitement des nourrices mercenaires (75) , ou par la communication de la salive entre la nourrice et l'enfant qu'elle allaite (76) , ou enfin il s'insinue dans notre corps avec les boissons et les alimens. De cette manière , les œufs des vers sont répandus et disséminés dans notre corps.

2°. Que cette semence vermineuse s'introduit d'une manière quelconque dans notre corps ; que les vers ne se développent que lorsqu'ils ont été déposés dans des parties qui, abondant en mucosité , en favorisent le développement ; en effet l'on rencontre les vers dans les endroits du corps les plus muqueux (77) ; en outre , les enfans qui ont des vers les évacuent ordinairement avec des mucosités denses , blanchâtres et réunies en petits globules. Les *Taenia* sont encore le plus souvent évacués dans un canal mucilagineux , mal à propos regardé par *Lancisi* comme une excroissance des intestins (78) , et que *Bianchini*, avec plus de raison , a appelé réceptacle ou nid vermineux (79) construit d'une très-abondante quantité de matière muqueuse, gluante et tenace. La nature ne s'est donc pas ainsi éloignée de la loi commune à tous les insectes ovipares, grands et petits. Ces œufs ne naissent que dans des lieux convenables.

3°. Qu'outre la circonstance indiquée dans le n°. 2, la semence vermineuse ne se développe que lorsque la machine est prédominée par un état d'asthénie, qui se manifeste surtout dans les endroits où les œufs sont situés. La débilité du cœur et des artères, celle des extrémités des vaisseaux, l'amaigrissement du corps, l'état de torpeur du système musculaire, l'inactivité du système vasculaire, la trop grande abondance des mucosités, un état de putréfaction, la foiblesse des organes de la digestion, et la diminution de la cohésion des parties sont tous des effets de la diathèse asthénique prédominante. L'abondance des mucosités étant favorable au développement des œufs des vers et à leur nutrition, il doit nécessairement s'en développer une plus grande quantité dans le corps humain, qui est affoibli (80). En effet, les enfans sont plus sujets aux vers que les adultes, les femmes plus que les hommes (81); dans les fièvres et dans d'autres maladies asthéniques , le malade en est exempt dès qu'il retourne à la santé. Les mucosités et la lymphe qui abondent dans les corps foibles sont favorables au développement des vers , parce qu'il servent à les nourrir. Ces humeurs ne jouissent point de la vie , comme l'a cru *Hunter*, si bien réfuté par l'illustre *Blumenbach* (82).

4°. Qu'une fois la semence vermineuse développée dans le corps humain, les vers naissent, croissent et se multiplient à la manière ordinaire des animaux les plus parfaits , parce qu'ils sont pourvus des organes qui constituent les deux sexes ; et comme dans chaque corps et dans tous les temps, les circonstances ne se réunissent pas toujours pour en favoriser le développement , une grande quantité d'œufs sont évacués avant de naître : aussi il étoit nécessaire que le nombre des vers femelles des intestins surpassât celui des mâles , et que la quantité des œufs suppléât à celle qui se perd ; autrement leurs espèces se seroient facilement éteintes. Les brochets , les carpes, les tanches et d'autres poissons dont nous nous nourrissons journellement, jettent de même une grande quantité d'œufs dans l'eau douce : tous ces œufs n'éclosent point ; un grand nombre ensuite sont dé-truits par d'autres poissons , et par le défaut des circonstances favorables à leur développement : cependant ces espè-ces se perpétuent , parce que dans la grande quantité d'œufs déposés , plusieurs se développent et s'accroissent. La nature est donc uniforme dans ses opérations, par rapport aux animaux sujets aux mêmes vicissitudes.

5°. Une fois que les vers sont déve-loppés dans le corps humain ils prennent de l'accroissement , et en se nourrissant avec les élémens du corps humain (sans doute les plus appropriés) , ils acquièrent un accroissement plus considérable que ceux qui demeurent dans le corps des autres animaux de la même espèce , mal-gré la diversité de figure , puisque les naturalistes n'ont pas encore pu affirmer une diversité caractéristique entre les uns et les autres (83). Il semble déjà prouvé qu'en analysant avec un œil attentif les ébauches, soit des vers humains, soit de ceux des autres animaux, et peut-être encore ceux de terre, on les verroit tous résulter et être organisés de la même matière, et manifester plus ou moins une structure uniforme (84). Il est donc naturel que si les vers ont acquis la vie dans le corps humain, ils doivent s'y accroître, et mourir lorsqu'ils en sont chassés ; mais ils peuvent vivre dans des lieux où les autres êtres seroient tués ou digérés. Il est cependant démontré que les vers des autres animaux, introduits dans notre corps (85), s'ils ne s'y multiplient point, comme ceux qui lui sont propres, certainement y vivent et s'y accroissent.

6°. Enfin les vers étant étrangers au corps humain, ils s'y développent uniquement, parce qu'il y a prédisposition à la diathèse asthénique ou qu'elle est déjà déclarée. Il semble que *Bloch* ait avancé une proposition trop générale, en voulant prouver que les vers ne sont point toujours cause de maladie dans le corps humain (86) : la présence des vers est au moins un indice certain d'asthénie, qui est un état contraire à celui d'une parfaite santé (87). Au reste les maladies très-extraordinaires occasionnées par les vers sont idiopathiques ou sympathiques, et elles nous font connoître donc évidemment que nous ne pouvons pas impunément les loger dans notre corps.

FIN DE LA SECONDE LEÇON.

NOTES

DE LA SECONDE LEÇON.

(1) « Ingenue fateor unam hypothesim
» non minus obscuram esse quam alteram;
» fateor etiam me nescire, quæ vera sit
» harum, nec opinari me audere, ob dif-
» ficultates ab utraque parte mihi impe-
» netrabiles. Dies fortè docebit. » Ainsi
écrit *Retz*, excellent naturaliste suédois,
après avoir examiné les diverses hypothèses
qui ont été émises par plusieurs illustres
Auteurs sur la génération des vers dans
le corps humain. *Voy. Lectiones publicæ
de vermibus intestinalibus, imprimis humanis, etc., pag.* 55.

(2) Voyez le §. XVIII.

(3) Voyez le §. XXXIII.

(4) Voyez le §. XLI, XLIII.

(5) Voyez le §. XLIV.

(6) « De l'œuf d'une mouche en naît

» une mouche ; de l'œuf de poule, un
» poulet, et non pas un serpent ; de
» l'œuf de l'oie une oie, et non pas un
» poisson ; ainsi d'un ver est produit un
» autre ver, et rien autre chose ». *Rosens-*
tein, Traité des maladies des enfans, etc. ;
chap. XXII, pag. 293.

(7) C'est de cette manière que doivent
se féconder les Ascarides vermiculaires,
puisque nous avons remarqué que ces vers
sont vivipares. *Voyez* le §. XLII.

(8) *Voyez* les §§. VIII et XVIII.

(9) On attribue à *Aristote* l'origine de
la génération équivoque. Mais avant lui,
déjà quelques anciens philosophes, notamment *Pythagore* et *Anaxagore*, ne
comptant pour rien le mâle, la femelle,
le coït, les œufs, la génération des êtres,
avoient supposé un certain ordre de la
nature, par lequel la matière informe combinée de diverses manières, tendoit à produire un être organisé.

Suivant *Aristote*, il y avoit trois vers
dans les intestins, le *Large*, le *Terrestre*,
et l'*Ascaride;* tous, selon ce philosophe,

devoient tirer leur origine des excrémens contenus dans le corps humain.

La théorie d'*Hippocrate*, sur l'origine des vers des intestins, semble se réduire à la génération équivoque; ce grand homme pensoit que les vers devoient se développer uniquement dans le fœtus, ayant remarqué que dans les adultes les excrémens ne séjournoient pas si long-temps dans les intestins, comme le méconium séjourne dans ceux du fœtus.

Le système de la génération, imaginé par le célèbre *Buffon*, ne s'éloigne pas de beaucoup de celui des anciens philosophes. Cet excellent écrivain prétendoit que les molécules primitives des animaux, au lieu d'être inertes et mortes, étoient déposées dans le sein de la nature, déjà organisée et vivante, et en conséquence plus disposées à la génération des différens êtres animés.

Le système des animaux infusoires auquel quelques naturalistes ont eu recours pour expliquer l'origine des vers dans le corps humain, est essentiellement contraire à la nature de ces animalcules.

Enfin la cristallisation des sels, autre

argument des partisans de la génération
équivoque, est pour moi une chose trop ma-
térielle et trop insignifiante pour que je
m'occupe de la réfuter. Pour cette pro-
duction inorganique, il faut le concours
de particules homogènes : avant de l'appliquer aux animaux, on auroit au moins
dû s'assurer comment la combinaison des
particules hétérogènes peut se faire.

Les observations microscopiques, sur lesquelles les modernes appuient leurs argumens pour confirmer la génération équivoque de quelques êtres vivans moins
parfaits, ne doivent point, suivant moi,
être regardées comme des preuves certaines, parce qu'un examen postérieur nous
les a démontrées fausses. Par exemple,
les vers infusoires de *Bonnet : Considéra-
tions sur les corps organisés ; Amsterdam,
1762, tom. I, pag. 3*, et de *Wrisberg;
Satura observationum de aminalculis Infusoriis, pag. 95*, strictement comparés
aux Polypes, et que l'on a cru se reproduire comme eux, ont été trouvés de différent sexe par *Goeze. Bonnet, Und ande-
verer naturforscher abhandlung aus der*

*Insektologie herausgegeben, von Goeze;
Halle, 1774, pag. 457, lequel a observé
que tous les utérus des femelles étoient remplis de fœtus vivans.*

(11) « Alia animalia sponte procrean-
» tur, alia in excrementis, aut jam in
» excretis, aut adhuc intra animantem
» contentis ut quæ Tæniæ, sive Lumbrici
» appellantur, quorum tria genera sunt,
» latum, teres, et quod Ascarida appella-
» tum est, ex quo nihil procreari aliud
» potest. » *Aristoteles, Historia animalium,
lib. V, cap.* 19 ; voyez *Ar., Opera graec. et
lat. ; ed. Guilelm. du Vall; Lutet. Paris.,*
1629, *in-f ol., pag.* 849.

« Sic ubi deseruit madidos septemfluus agros
 » Nilus, et antiquo sua flumina reddidit alveo,
 » Aethereoque recens exarsit sidere limus ;
 » Plurima cultores versis animalia glebis
 » Inveniunt ; et in his quædam modo cœpta sub ipsum
 » Nascendi spatium ; quædam impersecta ; suisque
 » Trunca vident numeris : et eodem in corpore sœpe
 » Altera pars vivit : rudis est pars altera tellus.
 » Quippe ubi temperiem sumpsere, humorque, calorque,
 » Concipiunt : et ab his oriuntur cuncta duobus.
 » Cùmque sit ignis aquæ pugnax, vapor humidus omnes
 » Res creat, et discors concordia fætibus apta est. »

OVID. *Métam., lib. I, v.* 422.

(12) *Sommaire des expériences faites dernièrement sur la génération, la composition et la décomposition des substances des animaux et des végétaux, etc.*

(13) Voyez *Brera, Commentari medici, Pavia,*1797, *Tom. I, p.* 1, 99, 195; *Memoria sulla forza vitale di G. C. Reil.* — *D'Outrepont, Perpetua materiei organico-animalis Vicissitudo; Halae,* 1798, 8°.

(14) *Traité des maladies des enfans, pag.* 295.

(15) Dans l'espace de six semaines, un jeune homme de douze ans a rendu plus de cent Lombricoïdes : *Blasii, Observationes medicae rariores,* etc. *pag.* 80.

(16) *Voyez* la note n°. 62 de la première Leçon.

(17) *Voyez* le §. II.

(18) *Linné, Amœnitates academicae, vol. II, pag.* 98, *tab. I, fig. I. Pallas, Elenchus zoophyt. p.* 405; *Nordische Beytrag, I Band, II, S I. fig. III.*

(19) *Vermium intestinalium, Taeniae praesertim humanae,* etc., *pag.* 56.

(20) *Traité de la génération des vers*

des intestins, etc. , *pag.* 43 , *plan. VI, fig. I.*

(21) *Voyez* la pl. I, fig. II.

(22) *Neve Nordische Beytrage I , Band , I Stück. pag.* 47.

(23) *Traité de la génération des vers ,* etc., *pag.* 29 , *pl. III , fig. I.*

(24) *Bloch , ouvrage cité , pag.* 35, *pl. V, fig. I.*

(25) *Voyez* le §. XXIV.

(26) *Voyez* le §. XXV.

(27) Le Ver Vésiculaire social a été dernièrement découvert dans l'homme par *Zeder ; Erster nachtrag zur Naturgeschicthe der Eingeweidewürmer,* etc. Il l'a décrit sous le nom de *Polycephalus hominis.* Déjà *Goeze* avant de mourir, ayant reçu du professeur *Mekel de Hâle* un groupe d'hydatides humains, y reconnut le ver social qu'il appela *Taenia multiceps :* de tout ce qu'on a pu recueillir de ses manuscrits, il semble qu'il le regardoit pareil à celui qui demeure dans le cerveau des brebis, dans le foie des lièvres, des souris, etc. Mais *Zeder* les ayant très-attentivement examinés, trouva que la couronne de crochets est simple dans

le Vésiculaire social humain. *Voyez l'ou-vrage cité, page* 312, *pl. II, fig. V, VII;* tandis que l'on voit cette couronne double dans le Vésiculaire social des animaux, comme on peut le voir dans les figures publiées par *Goeze*, et que j'ai jointes à ces leçons, *voyez* la planch. II, fig. XV e, XVI e f, XVII f. *Zeder* a caractérisé le Ver Vésiculaire social humain dans les termes suivans : « Poly-
» cephalus corona uncorum simplici,
» capite imperforato, corporibusque pyri-
» formibus. »

(28) *Traité de la génération, etc.*, pag. 73.

(29) *Versucheiner Naturgeschicthe, etc.*, pag. 119.

(30) Voyez *Goeze, ouvrage cité, pag.* 117.

(31) *Goeze, ouvrage cité, pag.* 122.

(32) *Voyez* le §. XXXIV.

(33) *Goeze, ouvrage cité, pag.* 97 et 102.

(34) *Goeze, ouvrage cité, pag.* 108.

(35) *Zeder, Erster Nachtrag zur Natur-geschichte der Eingeweidewürmer, etc.*, pag. 25.

(36) *Voyez* le §. XLIII.

(37) *Traité de la génération , etc. , p. 89.*

(38) Voyez *Pallas , Acta Helvetica , tom. I , pag.* 59.

(39) *Medicina clinica ; Ticini,* 1794 *, v, I, pag.* 142.

(40) *Hartmann , in Miscell. nat. cur. ; dec. I , ann.* 6 *et* 7 *, observ.* 189.

(41) *Dolœus, De morbis infantium, lib. V, cap. X.*

(42) *Wepfer, de cicuta aquatica ; Basileae ,* 1679, 4°. *p.* 383, a rencontré l'intestin iléum d'un petit chat rempli de Lombricoïdes fort longs. La même observation a été faite par *Vallisneri , Opere fisico-mediche , tom. I , pag.* 271 , dans un veau à la mammelle. Un *Taenia* fort long a été vu par *Goeze ;* voyez *Zeder , Erster Nachtracg zur Naturgeschichte , pag.* 317 ; il avoit été évacué par un agneau qui vivoit encore du lait de sa mère. Un cas à peu près semblable sur le *Taenia ,* nous est rapporté par *Raulin, Observations de médecine ; Paris ,* 1754 , un chien nouvellement né avoit le canal intestinal rempli d'une prodigieuse quantité de *Tae-*

nia ; Blumenbach ; Handbuch der Natur-geschichte , etc. pag. 21.

(43) Les objets se grandissent 559 fois en diamètre , 312,481 fois en superficie , et 174,676,879 fois dans tous le corps , *voyez Goeze , Versucheiner Naturges-chichte , etc. vorrede , pag.* 10.

(44) *Voyez*, pour exemple, la pl. II, fig. VI, *Bloch, ouvrage cité, pag.* 102.

(45) *Voyez* la note à la Iere. Leçon, n°. 2.

(46) *Cistalgia elmintica ;* voy. *Giornale per servire alla storia ragionata della medicina di questo secolo ; Venesia ,* 1786, 4°. *pag.* 441.

(47) *Voyez* le §. LX.

(48) Les anatomistes ont été pendant long-temps très-divisés , lorsqu'ils ont voulu décider si le sang de la mère passe dans le fœtus par le moyen du placenta. Quelques-uns , appuyés par des observations , ont cru que les vaisseaux du placenta s'anastomosoient avec ceux de l'utérus. Une telle opinion a été soutenue par *Vieussens ; Mémoires de l'académie de chirurgie de Paris, an* 1773 ; par *Haller, Elementa phisiologiae, T. VIII, lib. XIX,*

sect. III , §. XXXIV ; par *Denis ,* voy.
Trewy Chylos. fœt. , pag. 18 ; par *Mery ,
Histoire de l'académie royale des sciences ,*
1708 , *pag.* 45 ; par *Bonnet, Sepulcretum
anatomicum , Tom. III , lib. III , sect.
XXXIX, observ. I ,* n°, 5 ; par *Heister ,
Compendium anatomicum, Tom. II , p.* 86.
Ils rapportent différens cas de femmes
enceintes mortes à la suite de pertes de
sang de l'utérus , et leurs fœtus n'avoient
point de sang dans leurs vaisseaux. Le
mercure injecté dans les vaisseaux de
l'utérus pénètre avec ceux du fœtus renfermé dans le sein de sa mère. Comme
l'a observé *Cowper , Anatomy of the human
body ; Oxford,* 1698, *fol. Tom. LIV ; Dracke,
Anthropologia, Edit. III, Londini,* 1727, 8°.
vol. II , cap. VII , pag. 254 ; *Vieussens ,
Novum vasorum systema ; Amstelodami ,*
1705 , *p.* 25 ; *Verheyen anatomia , lib. I,
cap. XXV , pag.* 31. Les injections de
cire colorée dans les vaisseaux du fœtus ,
lorsqu'on injectoit ceux de la mère, comme
le rapporte *Noortwyck , Uteri humani ana-
tome, pag.* 11 ; *Hummel,* voyez *Stacklin ,
Thesaur anat. ed. diss. ch. , Haller ,*

pag. 751 ; **par** *Graaf*, *Opera*, *Amstelo-dami*, 8°. *cap. XXV*, *pag.* 296 ; par *Vo-gli*, *Anthropogenie ; Bononiae*, 1718, 4°., *P. II*, *pag.* 162 ; par *Hœlling*, *Dissert. de officio obstetricantium in partu naturali ; Argentorati*, 1738, *pag.* 16 ; par *Albinus*, *Annotat. academ. ; Leidae*, 1754, 4°., *lib. I, cap. X*, *pag.* 35 ; par *Mekel*, voyez *Beau-delocque*, *Anleitung zur Entbindumgskunst, I, B. aus d. franz vbeersets von ;* par *F. Mekel*, *Leipzig*, 1782, 8°. *pag.* 165 , *not. III et IV ;* et par *Loder*, voyez *Mul-ler*, *Dissert. genital sex. seq. ovi. nutrit. fœtus*, *atque nexus inter placentam et uterum histor. Jena* 1780, §. *II*, *pag.* 35. A peine auroit-on pu douter de cette con-nexion intime des vaisseaux entre l'utérus et le fœtus, si les tentatives qui ont été faites par des anatomistes non moins cé-lèbres , n'eussent été inutiles pour la dé-terminer avec précision et exactitude. *Ruisch*, *Opera anatom. medic. chirug. ; Amstelodami*, 4°. *vol. I -- IV;* *Monro*, voyez *Medical essays of a society of phi-sicians at Edinburg*, *Vol. II;* *art. XIII,* §. *XVI ; Rœderer*, *De utero gravido*, *p.* 25 ;

Huter, Gulielmo, anatomia uteri gravidi tabulis illustrata; Birminghamiae et Londini, 1774, *Fol. Tab. XXIV; Wrisberg; Experimenta et observ. anatom. de utero gravido; Gottingae,* 1782, 4°., *pag.* 40; *Observat. de structura ovi et secundinarum humanarum in partes maturo, etc., ibid,* 1783, 4°., §. *XXI,* se sont en vain efforcés d'injecter et de faire passer les humeurs des vaisseaux de l'utérus dans ceux du placenta, et bien moins encore du placenta dans ceux de l'utérus; la question ne seroit pas encore finie, si *Dessault,* et ensuite *Reuss, Novae quaedam observationes circa structuram vasorum in placenta humana, et peculiarem hujus cum utero nexum; Tubingae,* 1784, 4°., *p.* 44, n'eussent point découvert quelques valvules dans la dernière extrémité des vaisseaux du placenta et de l'utérus, qui quelquefois s'opposent au passage des injections.

(49) *Voyez* le §. LXI.

(50) *Fragment d'une Lettre du docteur Wagler, sur le Trichuris ou Ver à queue, al conseigle Wichmann de Hannover;* voyez *Goeze, ouvrage cité, p.* 16, *note.*

(51) *Opere fisico-mediche, tom. I, l c.*

(52) *Historia physiologica Ascaridum;* Leowardiae, 1762, pag. 77.

(53) *De la génération des vers dans le corps de l'homme,* etc. *troisième édition, tom. I, pag.* 17.

(54) *Voyez* la note, n°. 48.

(55). *Voyez* le §. LXVIII.

(56.) *Hofmann, De fœtuum in utero morbis, Disquisitio pathologica,* etc., p. 143. Suivant *Haller, Elementa physiologiae corporis humani,* etc., *Tom. VIII; Lausan.* 1778, §. *VIII, pag.* 97, les enfans ressemblent plus à la mère qu'au père.

(57) *Vesti, Dissert. de verme umbilicali; Erfordiae,* 1710, 4°, Müller, *De verme umbilicali; Tubingae,* 1605, 4°. Baldinger, *Neves magasin fur pratische Aerzte, VI, Band, pag* 54.

(58) *A Castro, Medicina morborum muliebrium; Hamburgi,* 1628, 4°., *lib. II, sect. II, cap. XXXIII. Mercurialis, de morbis mulieribus prœlectiones; Venetiis,* 1601, 4°. *cap. II. Zacuti Lusitani, praxis historiarum; Amstelodami,* 1641, *lib. III,*

cap. XII, observat. I. Schenck, *observationes medicae rarae, novae, etc.; Francfort, 1600, 8°., lib. IV,* n°. 312.

(59) *Stalpart, Vanderwiel, Vol. II, observat. XXIX*, parle d'un gros Lombricoïde trouvé dans le placenta, et d'un autre qui s'étoit introduit dans le cordon ombilical.

(60) *Traité des Maladies des enfans, etc.*, pag. 303. Il a rencontré le *Taenia* dans deux filles, dont leurs mère et grand'mère avoient été atteintes. Des observations semblables ont été faites dans les chiens par *Werner, Vermium intestinalium presertim humanae, etc.*, pag. 102, 103.

(61) *Traité de la Génération,* etc., pag. 98, septième preuve.

(62) *Voyez* le §. LXVII.

(63) *Bloch, Traité de la Génération, etc., ligula piscium,* p. 2, *ligula avium,* p. 8.

(64) *Goeze, ouvrage cité, pag.* 125, 126.

(65) *Goeze,* ibid., *pag.* 128.

(66) *Goeze,* ibid, *pag.* 158, 162, 250.

(67) *Goeze,* ibid, *pag.* 137.

(68) *Goeze, pag.* 377, 409, 423.

(69) *Goeze, pag.* 429.

(70) *Werner, Vermium intestinalium,* etc., pag. 104.

(71) *Traité des maladies des enfans,* etc., pag. 294.

(72) La Douve des intestins (*Fasciola intestinalis*), les Crinons (*Gordii*), quoique des vers non humains, entrent et se maintiennent dans notre corps, en donnant origine à divers symptômes très-graves ; *voyez* Rosenstein, ouvrage cité, pag. 304.

(73) Voyez le §. LVI.

(74) Voyez les ouvrages cités de *Bloch,* et de *Goeze,* couronnés par la célèbre Académie royale des sciences de Copenhague. Je me suis éloigné des opinions de ces deux écrivains, parce que les argumens qu'ils ont adoptés pour les appuyer sont en partie hypothétiques et en partie contraires à l'observation. Le lecteur pourra à sa volonté examiner et confronter le sentiment que j'ai exprimé dans cette leçon et ensuite le juger. Je m'en suis rapporté seulement aux faits, et avec leur guide, je me suis écarté de l'opinion des autres.

(75) *Werner , Vermiun intestinalium ,* etc., *pag.* 103 , 104.

(76) *Werner, ouvr. cité, pag.* 101.

(77) Voyez la Note de la leçon première, n°. 175, et celle du n°. 80 de la seconde Leçon.

(78) *Epistola ad Jo. Dominic Bianciardi.*

(79) *Lettere medico-pratiche intorno all' indole delle Febbri maligne deloro principali rimedi, colla storia d'e vermi dell corpo umano et dell' uso del mercurio ; Venezia , 1750 , pag.* 70.

(80) « Quærenti autem, cur in tam larga,
» facilique communicationes ratione non
» plura verminosorum hominum exempla
» obveniant, responderem , id ea propter
» fieri non posse , quoniam ea ipsa ovula
» aliquam prædispositionem ad evolutio-
» nem requirunt. Absque muco nimirum
» intestinorum parietibus non ita facile
» adhærere, nutriri , atque evolvi possent.
» Calor etiam , debilisque intestinorum
» scybala tardo motu expellentium ha-
» bitus , procreationem mirum in mo-
» dum facilitabit , quibus morbis viscido
» nimirum atque intestinorum segnitie

» eae etiam gentes , in quibus plùrimi ver-
» minosi reperiuntur , maxime obnoxii
» sunt. Sic vix aliter fieri potest, quam
» ut Helvetiæ incolæ, quorum maxima
» victus pars ex lacticiniis parætur, vis-
» cido Belgæ et Russi vero ob victus atque
» aëris conditiones intestinorum debili-
» tate atque laxitate laborent ex quibus
» conditionibus facilimè magna ea Tæ-
» niarum atque vermium in regionibus
» illis obvenientium copia explicabitur.»
*Werner, Vermium intestinalium , etc. ,
pag.* 104.

(81) « Et vere Tænia in amabili sexu
» frequentius sese exserere mihi videtur ,
» quippe qui collectis circiter 164 obser-
» vationibus, 90 ad fæminas et 74 ad mares
» pertinere compererim prætereaque in
» piscibus , quorum esocem , percam ,
» cy prinos, latum rutilumque et asellum
» nomino , et variis quadrupedibus fæ-
» mellas sæpissime ni semper Tæniis gra-
» vidas mares vero numquam verminosos
» observaverim. » *Pallas , Dissert. de in-*
festis viventibus intra viventia , pag. 61.

(82) *De vi vitali sanguini neganda ; vita*

autem propria solidis quibusdam corporis humani partibus adserenda. Voyez *Brera , Sylloge opusculorum selectorum , etc. , Vol. I , opusc. I.*

(83) Voyez le §. LXVII.

(84) Voyez les §§. LXII , LXIII , LXIV , LXV , LXVI.

(85) Voyez l'Appendix aux principaux vers humains , §. LIV et suivans.

(86) *Traité de la génération des vers , etc. , pag.* 96 , *douzième preuve.* Si quelquefois les animaux , ainsi que l'homme , ne s'aperçoivent point de la présence des vers dans leur corps, cela prouve qu'heureusement ils ne sont point en grand nombre, et qu'ils ne sont pas situés dans des parties irritables et sensibles. Dans ce cas les vers ne sont point certainement la cause d'aucune maladie.

Ce phénomène accidentel ne peut pas établir une règle générale , et les meilleurs praticiens ont condamné une proposition si mal appliquée. Ils ont encore démontré extravagante l'opinion de ces médecins américains , qui ont prétendu qu'une petite quantité de vers pouvoit être utile à la santé des enfans : d'après leur opinion, ils peuvent être destinés par la nature prévoyante à consumer la surabondance des substances nutritives du corps des enfans. Le défaut de vers seroit, pour ces médecins, un état de maladie ; et en effet on n'a pas manqué de parler dans les nosologies de cette partie du monde de cette classe particulière d'affections. Oh ! extravagance de l'esprit humain ! dit bien à propos *Weikard , Elementi di medicina , etc. ; Pavia , 1800 , Tom. II, Fac. II , pag.* 171.

(87) En effet , *Brown , Weikard* et les observateurs modernes ont réduit les affections vermineuses dans la classe des maladies asthéniques : dans la classification des maladies elles précèdent le tabes, ou si l'on veut, la consomption universelle du corps. Voyez *Brown, Elementi di medicina, Roma ,* 1797 , 8 . , *Vol. II , pag.* 280 , §§. DLXIX , DLXX.

FIN DES NOTES DE LA SECONDE LEÇON.

TROISIEME LEÇON.

AFFECTIONS VERMINEUSES.

§. LXXIII. Une fois que la semence vermineuse est développée dans le corps humain, la santé est plus ou moins dérangée (1), et les symptômes morbifiques qui se manifestent ensuite, sont en raison de la quantité et de la grosseur des vers, de la sensibilité des parties où ils demeurent, et de la diathèse morbifique universelle qui se développe en même temps, soit qu'elle soit la cause ou l'effet des vers. C'est pour cette raison que les affections vermineuses sont locales, sympathiques et universelles.

I. AFFECTIONS VERMINEUSES LOCALES.

§. LXXIV. Ces maladies ont leur siége dans les parties du corps où le ver se développe, ou se transporte. Le médecin en observe les symptômes dans l'endroit affecté et dans les parties éloignées du corps, avec lesquelles existe un rapport immédiat par le moyen de la communication des nerfs, et il peut encore distinguer les symptômes particuliers à chaque espèce des vers déjà nommés. C'est pour cette raison qu'on peut appeler partiels ou communs les symptômes produits par la présence des vers.

§. LXXV. Les enfans et les personnes d'un tempérament foible et d'une fibre lâche sont les plus prédisposés aux vers. Les enfans sont le plus souvent tourmentés par les Ascarides vermiculaires et par les Lombricoïdes : les adultes, au contraire, sont sujets aux *Taenia* et aux Vers vésiculaires. Dans les fièvres nerveuses et dans d'autres maladies asthéniques, soit aiguës ou chroniques, la complication des vers est très-fréquente, surtout les Tricocéphales, comme nous le voyons dans l'histoire des épidémies vermineuses.

Symptômes communs et généraux des vers.

§. LXXVI. Les signes de la présence des vers dans les différentes parties du corps sont certainement très-obscurs et très-équivoques. Parmi les symptômes qui leur sont communs, il en est qui peuvent dériver de toute autre cause que d'une affection vermineuse. En l'année 1797 se présenta à la Clinique médicale de Pavie un homme qui, plusieurs fois examiné, offroit tous les symptômes particuliers au *Taenia;* cependant ils étoient l'effet d'une colique flatulente, qui disparut ensuite après l'usage d'un régime excitant. Des exemples semblables sont rapportés par *Tode* (2) et confirmés par la pratique journalière. Il arrive souvent encore que quelques malades évacuent des vers sans avoir donné auparavant les moindres indices d'en être tourmentés. (*) Le signe le plus certain

(*) Nous avons vu, en l'an neuf, à la Clinique médicale du professeur *Pinel*, une femme, âgée d'environ cinquante ans, qui avoit tous les symptômes d'une fièvre gastrique : trois grains de tartrite de potasse

11

pour ôter toute équivoque dans les affections locales ou sympathiques qui dépendent de la présence des vers , est leur expulsion, soit par l'anus , soit par la bouche. Malgré cela , le corps humain tourmenté par les vers , offre quelques phénomènes morbifiques , qui , réunis ensemble , avertissent au moins le praticien de la probabilité de leur existence.

§. LXXVII. Dans les personnes attaquées des vers , la couleur du visage est altérée ; il devient tantôt rouge , tantôt pâle , tantôt plombé : un demi - cercle azuré se manifeste sous les yeux, ils perdent leur vivacité ordinaire , se fixent , sans se mouvoir, vers les objets voisins ; ils sont tristes et abattus , les paupières inférieures se gonflent et les pupilles se dilatent très - évidemment : d'autres fois les pau-

---

antimonié furent prescrits , la malade vomit beaucoup de matière poracée ; le lendemain elle rendit , par les selles , un morceau de *Taenia* plat , long d'environ quatre mètres.

La malade n'avoit jamais éprouvé aucun symptôme qui annonçât la présence des vers.

(*Note des Traducteurs.*)

pières deviennent jaunâtres, et la même teinte se répand sur tout le blanc de l'œil. Il y a encore des démangeaisons insupportables vers les narines, quelques hémorrhagies nazales (3) ; les maux de tête sont fréquens, particulièrement après avoir mangé ; ils sont quelquefois si violens qu'ils produisent le délire et la frénésie ; la bouche se remplit de salive, exhale une odeur fétide et vermineuse ; il y a craquement de dents ; le sommeil est inquiet et agité, la soif est grande ; quelquefois le somnambulisme rend le malade timide ; les défaillances, les vertiges, et le tintement des oreilles augmentent l'état morbifique du malade ; la toux est sèche, convulsive, quelquefois stertoreuse et même suffocante ; la respiration est difficile, quelquefois accompagnée de hoquet ; les paroles sont entrecoupées, et dans quelques cas, entièrement interceptées ; la bouche devient écumeuse ; il y a palpitation du cœur ; le pouls est dur, fréquent, rapide et intermittent. Il existe des borborygmes ; le ventre est tuméfié, et l'on observe des rapports, des nausées, des en-

vies de vomir, et des vomissemens ; l'appétit est tantôt nul, tantôt développé au
point que le malade est obligé de se
nourrir plus qu'à l'ordinaire (4) : des douleurs graves tendent le ventre, et le malade dit avoir un sentiment de piqûre et
de déchirement, qui n'est point fixe, mais
vague dans toute la cavité de l'abdomen ;
il augmente quand l'estomac est vide,
et cesse aussitôt après avoir pris des alimens ; tantôt il y a dévoiement et tantôt
constipation. L'urine est crue et terne ;
les excrémens sont fétides : la cardialgie
tourmente le malade, et quelquefois le
tue (5) : une maigreur notable exté-
nue le corps du malade, quoiqu'il mange
beaucoup ; des démangeaisons violentes
à l'anus le font tomber en syncope. D'autres fois le ténesme augmente la douleur
de ces parties : l'ennui, l'anxiété, la négli-
gence et l'extravagance, dans les actions,
les discours et les fonctions intellectuelles,
s'observent dans les personnes tourmentées
par les vers.

§. LXXVIII. Il ne faut pas croire
qu'il faille que tous ces symptômes soient

réunis pour pouvoir juger de la présence des vers ; il suffit seulement que les
principaux existent , et ils sont , suivant
Monro (6), l'énorme dilatation de la pupille,
la salivation , l'appétit extraordinaire , l'a-
maigrissement du corps , le picottemen
de l'estomac , la tuméfaction du ventre ,
l'anxiété et le dégoût. *Rosenstein* (7) affirme que le signe le plus certain est
le bien être du malade après avoir bu
un verre d'eau froide , et avoir rendu
des vers ou des morceaux des vers. J'ai
vu des douleurs articulaires semblables
à celles qui caractérisent le rhumatisme
arthritique , accompagnés de la dilatation
de la pupille , d'une abondante salive
dans la bouche , et d'une démangeaison
insupportable à l'extrémité du nez ; tous
ces signes sont dans les enfans et dans
les femmes foibles , des indices presque
certains de l'existence des vers dans les intestins (8).

§. LXXIX. Nous avons déjà prouvé
ailleurs (9) que dans toutes les parties
du corps il peut y rester cachés des vers
de toute grosseur et de toute espèce.

Ainsi, les symptômes qui doivent en dériver seront de même relatifs à la partie qui en est affectée et lésée. Les fonctions connues auxquelles chaque partie est destinée, et la manière dont elles sont exécutées dans l'état de santé et de maladie, sont bientôt aperçues par les phénomènes morbifiques, soit qu'ils dépendent d'une affection locale, ou de la lésion de quelqu'autres viscères qui lui sont immédiatement ou sympathiquement unis (10); ainsi, les vers étant arrêtés ou passés dans d'autres parties du corps, tels que hors de l'estomac et des intestins, le malade présentera des signes relatifs à une affection locale, et même quelques-uns qui dépendent de la sympathie des parties qui ont une connexion avec celle qui est affectée.

Une femme étant tombée dans l'eau, fut ensuite attaquée d'une douleur violente de tête, d'un rétrécissement spasmodique des yeux, particulièrement du côté droit, et d'un vertige, tel qu'elle ne pouvoit plus se tenir sur les pieds : souvent l'après-midi, ou le soir, elle étoit surprise par un étourdissement , et par une espèce d'apoplexie qui lui faisoit perdre connoissance ; elle devenoit aveugle pour quelques instans, ses yeux se tournoient , et toute leur superficie devenoit rouge. Croyant la maladie occasionnée par une foiblesse nerveuse , on prescrivit les remèdes recommandés dans le vertige , mais sans aucun fruit. Un jour , en se sentant quelque chose dans les narines , elle y introduisit une longue aiguille , faite en forme de crochet , et , par ce moyen , elle parvint à extraire d'abord un Lombricoïde encore vivant ; puis deux autres , puis un troisième , et ensuite un quatrième ; la maladie diminua , mais elle ne disparut point tout-à-fait. On lui ordonna les remèdes indiqués , qui firent évacuer sept autres vers , et cette femme fut entièrement délivrée d'une si terrible maladie (11).

Un homme , âgé d'environ trente-huit ans , d'un visage pâle et d'une constitution foible , se plaignoit depuis trois ans d'une douleur fixe et obtuse à la région hypocondriaque droite. Excepté une fièvre putride qu'il surmonta heureusement, depuis dix années, aucune autre maladie ne l'avoit obligé à l'usage des remèdes auxquels il n'eut pas même recours dans cette maladie. Atteint ensuite d'une fièvre lente, il mourut entièrement émacié. A l'ouverture du cadavre, on trouva le lobe droit du foie dur et gros ; le scalpel aussitôt introduit, il en sortit une grande quantité de sérum jaunâtre, ainsi que quelques centaines d'hydatides de différentes grandeurs. L'on eut tout lieu de les croire des Vers Vésiculaires sociaux (12).

L'apoplexie même peut être produite par les vers renfermés dans le cerveau, et par d'autres maladies locales de ce viscère. Ainsi les Vers Vésiculaires attachés tout le long du plexus choroïde, et que j'ai découverts dans le cerveau d'un apoplectique (13), confirment sans doute cette opinion.

Un Lombric, qui étoit dans la vessie urinaire, a donné lieu à une néphrite, et à une maladie de vessie très-grave et même mortelle (*). Les chirurgiens les plus expérimentés ont cru pendant plusieurs années que les douleurs que le malade souffroit étoient occasionnées par la présence de quelques gros calculs (14) dans la vessie.

Je pourrois rapporter plusieurs autres observations semblables, pour prouver

(*) Le docteur *Levacher* de la *Feuterie*, secrétaire général de la Société médicale de Paris, fut consulté par un malade de province, qui étoit affecté d'une incommodité à laquelle les médecins du pays n'avoient pu trouver de remède. Elle consistoit dans une érection continuelle qu'éprouvoit un homme d'environ quarante ans : il étoit marié et avoit des enfans. Cet homme fut pendant plusieurs mois très – incommodé de cet état d'érection, qui ne cédoit ni aux rafraîchissans, ni aux anti-spasmodiques, ni enfin à l'acte vénérien ; les douleurs étoient cuisantes et rien ne pouvoit les calmer ; cependant il n'y avoit ni fièvre, ni autre symptôme de maladie. Consulté sur cet état extraordinaire, le docteur *Levacher* dit qu'il croyoit que des vers étoient cause de cette maladie. On rit de la consultation et on la négligea ; mais au bout de quelque temps le malade ayant rendu spontanément quelques Lombrics, on se ressouvint de l'avis du citoyen *Levacher* ; l'on donna les anthelmintiques, le malade rendit plusieur vers, et il fut guéri.

. (*Note des Traducteurs.*)

que les symptômes produits par les vers
sont aussi relatifs aux parties qu'ils occupent , si je ne craignois pas d'être
trop long dans un sujet que chaque praticien voit tous les jours confirmé au lit
des malades.

§. LXXX. Assuré, par le moyen des
symptômes ci-dessus énumérés, que le
malade est tourmenté par les vers , il reste
encore au médecin à décider quelle est
l'espèce de vers qui occasionnent ou aggravent la maladie que l'on doit traiter,
puisque chaque espèce particulière de vers
s'annonce par des symptômes presque
particuliers , outre les communs et les
généraux.

Symptômes des Taenia.

§. LXXXI. Les malades incommodés par
le *Taenia* accusent un sentiment de douleur
dans le ventre, occasionné par quelque chose
de vivant , qui a un mouvement de tour-
noyement et un certain poids d'un côté.
Quelques piqûres , ou plutôt des morsures
se font sentir dans le voisinage de l'es-

tomac; l'abdomen se gonfle par intervalle, et s'abaisse presque par ondulation : un sentiment de froid attaque de temps en temps les viscères du bas - ventre. L'appétit s'accroît extraordinairement ; plus le malade se nourrit, plus son corps maigrit. Il éprouve une diminution sensible des forces dans tous ses membres ; le visage est plombé ; les défaillances sont fréquentes ; la pupille se dilate extraordinairement ; une grande quantité de larmes inonde les yeux ; des vertiges troublent l'esprit du malade , et provoquent le vomissement ; les jambes vacillent , et quelquefois tout le corps semble pris d'un tremblement convulsif. Dans quelques - uns, suivant *Hippocrate* , la parole manque ; bien souvent les malades évacuent avec les matières fécales des petits corps semblables à des semences de citron ou de courge , qui sont des portions des papilles marginales des mêmes *Taenia* (15).

§. LXXXII. Le docteur *Wagler* raconte qu'un jeune homme, incommodé par un *Taenia* cucurbitain , devenoit inquiet et

impatient lorsqu'il entendoit la musique,
et qu'il étoit obligé de se retirer (16). *Goeze*
parle aussi de plusieurs personnes attaquées de *Taenia*, chez lesquelles la musique
produisoit des sensations désagréables (17).
En effet, ordinairement les malades se
trouvent mal dans les églises, aussitôt que
l'on touche l'orgue.

§. LXXXIII. Le *Taenia* armé humain a sa tête garnie de deux appendices en
forme de crochets pointus (18); quelquefois il s'insinue avec une si grande force
dans la membrane muqueuse des intestins, que les symptômes qui en résultent
sont très-graves et même mortels (19),
puisque la superficie interne des intestins
est déchirée; l'inflammation alors ne tarde
pas à se manifester, la suppuration, et
même la gangrène de ces viscères peuvent
en être la suite (20); d'autres fois s'accro-
chant et se fixant aux intestins à la manière
d'une sangsue, il est la cause des douleurs violentes de l'abdomen, et des convulsions spasmodiques épouvantables qui
tuent le malade (21). Un symptôme singulier de ce *Taenia* est un sentiment de

tension fréquente du nez. J'ai vu une malade qui, à chaque instant, se plaignoit de cette incommodité extraordinaire (22).

Les praticiens ont conclu que ces symptômes existent jusqu'à ce que le malade ait évacué les têtes des *Taenia*.

Symptômes des Vers Vésiculaires.

§. LXXXIV. Les symptômes de ces vers n'ont pas encore été précisés par les praticiens, parce qu'on commence à peine aujourd'hui à faire quelques observations sur leur existence dans les différentes parties du corps. Ces vers sont communs surtout aux personnes chez lesquelles le système lymphatique est affoibli ; ils y sont adhérens, et ils sucent la lymphe qu'il contient (23). Soit que les vaisseaux lymphatiques étant foibles, favorisent le développement de ces vers, soit que ces petits animaux en suçant les humeurs contenues dans les lymphatiques, se procurent une plus grande abondance de nourriture aux dépens des autres parties, il est certain que l'asthénie prédomine dans ce système vasculaire aussitôt qu'il se manifeste quelques maladies que l'on croit en être dépendantes. D'après les belles expériences de *Mascagni*, de *Cruiksank*, et d'*Assalini*, ainsi que depuis les observations pathologiques recueillies par *Soemmering* (24) et par *Wollff* (25), les médecins sont plus que jamais convaincus de l'influence du système des vaisseaux lymphatiques sur les fonctions animales (26).

§. LXXXV. Les Vers Vésiculaires répandus dans la substance du cerveau des brebis, rendent ces animaux vertigineux, maigres et stupides (27); vivant dans les ventricules du cerveau des hommes, nous avons observé qu'ils étoient la cause de l'apoplexie (28). Dans ces cas l'on doit encore calculer les effets mécaniques qu'ils produisent sur ce viscère comme dépendant de corps étrangers, puisqu'ils doivent encore concourir à susciter tous les phénomènes que l'on observe dépendre de l'irritation même du cerveau. L'on a aussi trouvé des Vers vésiculaires le long des plexus choroïdes du cerveau, dans un homme qui, durant sa

vie, étoit sujet à·de très - fréquens ,ver-
tiges, et au tintement des oreilles (29).
Dans l'hydrocéphale interne des enfans,
on trouve ordinairement les Vers vésiculaires dans la substance ou dans les ventricules du· cerveau (3o). Dans l'hydropisie enkystée, l'on observe aussi une
infinité de ces vers, si au moins quelques
praticiens de mérite ne se sont pas trompés (3ı). Avec *Pallas*, nous les regar-
derons comme cause de cette maladie,
et d'autres analogues.

§. LXXXVI. L'on a rencontré des hydatides dans les crachats (*), dans les
urines, dans les matières fécales (32).

(*) Le Docteur *Bonafox*, dans son *Traité sur
la nature et le traitement de la Phthisie Pulmo-
naire*, vient d'admettre, d'après l'observation, une
espèce de phthisie hydatigénée. Il raconte, pag. 24,
avoir trouvé à l'ouverture du cadavre d'un jeune enfant
de cinq ans, mort du coup, trois hydatides dans
les lobes des poumons : ces hydatides étoient de l'espèce
solitaire ; deux étoient à gauche, à quelque distance
l'un de l'autre ; elles ne dépassoient pas les dimensions
d'un grain de chénevis ; la troisième étoit à droite et
présentoit le volume d'une grosse noisette.

Nous ne pensons pas qu'on puisse admettre, avec

Les auteurs parlent d'hydatides observées dans la cavité du thorax, dans la
substance du cœur, dans la superficie du
péricarde (33), dans l'estomac, dans les
intestins (34), dans le mésentère (35),
dans le foie (36), dans l'épiploon (37);
dans la vésicule du fiel (38), dans les
reins (39), dans l'utérus (40), dans le
placenta (41), dans le cordon ombilical (42), dans les testicules (43), dans
les ovaires (44), dans les interstices des
muscles (45), enfin dans presque toutes
les parties du corps humain (46). Toutes
ces hydatides sont-elles vraiment vésiculaires? Voilà une question qui n'est pas
encore décidée ni éclaircie! Si *Koelpin* et
Walther ont décidé que la plus grande
partie des hydatides sont un amas de Vers
vésiculaires (47), *Werner*, observateur
exact, a fait voir aussi (48) que les petites vessies des hydatides sont formées
de substances inorganiques, et par consé-

le docteur *Bonafox*, une espèce de phthisie hydatigénée;
parce que les hydatides ne sont point cause de la phthisie,
mais bien l'effet de l'asthénie locale et universelle.

(*Note des Traducteurs.*)

quent ils ne peuvent point constituer un animal séparé. Ainsi *Soemmering* ne seroit point mal fondé (49) à regarder les hydatides comme de vraies varices des vaisseaux lymphatiques. Il reste donc à prouver que les hydatides trouvés dans le corps humain peuvent s'appeler Vers vésiculaires, et que ces Vers vésiculaires appartiennent à la classe du Ver vésiculaire hermite de *Bloch* (50), ou du Ver vésiculaire social, comme d'autres l'ont prétendu (51), contre l'observation répétée, même par *Bloch*. Avant de pouvoir déterminer avec fondement quels sont les symptômes morbifiques qu'ils occasionnent, et qui peuvent annoncer sinon avec exactitude, au moins avec quelque probabilité, l'existence de ces vers dans telle ou telle partie du corps ; les recherches des médecins doivent être dirigées d'après celles des naturalistes.

Symptômes du Tricocéphale.

§. LXXXVII. Ce ver n'ayant point d'organe mordant, suivant les auteurs, toutes les incommodités qu'il produit se réduisent à irriter la superficie des intestins, principalement des gros, et à produire ces maladies qui dépendent d'une irritation morbifique du tube intestinal. Réunis en grand nombre, ils privent le corps de la nutrition nécessaire, et ils concourent à diminuer ses forces. Les inflammations et les dilatations des intestins, occasionnées par ces vers, quoique rares, ont été observées par quelques praticiens (52).

§. LXXXVIII. On les a trouvés dans les cadavres de soldats morts d'épidémie contagieuse (53); chez les personnes misérables, mal nourries, et victimes de quelque fièvre lente nerveuse (54); dans les enfans nourris et détenus dans les maisons des orphelins, et qui sont attaqués de quelque fièvre nerveuse accompagnée de pétéchies (55) : ordinairement ce ver passe des gros (56) intestins dans les intestins grêles (57).

§. LXXXIX. Dans les maladies muqueuses qui sont manifestement asthéniques, dépendent du défaut de nutrition, et qu'il me semble que l'on pourroit d'une manière plus convenable appeler consomption universelle, lorsqu'il s'y joint des symptômes de vers, ils sont le plus souvent produits par les Tricocéphales et les Lombricoïdes qui vivent ensemble.

Symptômes de l'Ascaride vermiculaire.

§. XC. Ordinairement ce ver demeure dans les parties qui abondent en mucosités (58), tels que les gros intestins, le vagin, etc. ; il séjourne plus fréquemment dans l'extrémité inférieure du rectum (59) : en se contractant et en s'étendant, il occasionne dans les gros intestins, particulièrement dans le rectum, un sentiment d'irritation sourde, un prurit incommode et insupportable, et quelquefois des douleurs très-vives et très-piquantes (60). Il est probable que ce ver s'insinue avec sa bouche dans les rides des intestins, et résiste ainsi au mouvement péristaltique du tube intestinal.

Ils sont unis en masses conglobées avec d'autres vers de la même espèce ; la su-

perficie interne des intestins est entièrement altérée à cause de l'irritation produite par des milliers de ces vers dont
le défaut de mucosité qu'ils ont devorée,
rend ces parties plus sensibles et plus
irritables.

§. XCI. Dans les enfans et dans les
personnes foibles, la substance muqueuse
est ordinairement plus abondante que
dans les adultes et dans les personnes
robustes ; c'est pour cela que dans les premiers on rencontre plus souvent les Ascarides vermiculaires que dans ceux - ci,
parce qu'ils y rencontrent plus souvent
l'occasion favorable pour se développer,
naître, se propager, et enfin se reproduire. L'enfance et la constitution
des personnes affoiblies étant déjà par
elles - mêmes irritables, il s'ensuit que
les Ascarides vermiculaires doivent occasionner dans ces individus des incommodités plus graves que dans les adultes
et dans les sujets robustes.

§. XCII. Les symptômes qui dérivent
des Ascarides vermiculaires sont extrêmement violens dans l'inflammation des in-

testins, principalement dans le rectum
et dans le colon. Quoique ces vers s'y
trouvent en petite quantité, les effets occasionnés par leur présence sont très-vio-
lens. Le défaut de secrétion muqueuse,
et l'augmentation de la chaleur sont autant de causes dominantes de la diathèse
phlogistique, qui rendent ces parties en-
flammées plus susceptibles d'une irritation
morbifique.

§. XCIII. Souvent les Ascarides vermiculaires, situés dans les replis de la
dernière extrémité de l'intestin rectum,
sont la cause de ténesme, d'hémor-
rhoïdes, du gonflement et de l'inflammation de l'anus.

Les parties des intestins qui reçoivent des
rameaux du nerf intercostal étant irritées
par les vers, les effets qui en résultent, et
qui ont été bien souvent observés, sont
la toux convulsive, le grincement des
dents, la démangeaison des narines,
et diverses autres affections vermineuses
sympathiques.

Symptômes du Lombricoïde.

§. XCIV. La tête de ce ver est fournie d'une sommité aiguë et piquante (61); il s'insinue dans la membrane muqueuse des intestins, et cause ces douleurs pongitives et déchirantes dont se plaignent les malades qui sont affectés par le Lombricoïde, particulièrement dans la région ombilicale. Les coliques, et un sentiment de bourdonnement dans le ventre sont les symptômes particuliers à cette espèce de vers humains. Quelquefois les malades éprouvent les mêmes phénomènes que ceux occasionnés par l'application des sangsues.

§. XCV. Ce ver qui, suivant les observations qui ont été recueillies, se fraie une route à travers les parois des intestins (62), produit seul les incommodités ci-dessus mentionnées partout où il se trouve (63), et elles sont plus ou moins graves en raison de la plus ou moins grande irritabilité de la partie qui en est affectée.

§. XCVI. Le Lombricoïde jouit d'une grande sensibilité, et cette circonstance

est beaucoup avantageuse à la machine
humaine; l'air et l'eau froide, l'asphixient,
le mouvement péristaltique du tube intestinal exercé avec plus de force qu'à
l'ordinaire, ou bien l'usage de quelques
drastiques, suffisent bien souvent pour l'expulser du corps. C'est pour cela que le
Lombricoïde , une fois porté hors des intestins grêles , est très-facile à être évacué.

II. AFFECTIONS VERMINEUSES SYMPATHIQUES.

§. XCVII. Dans les maladies rares
et anomales , tout bon praticien commence l'examen des causes en demandant
au malade si l'on a observé quelqu'indice
de vers. L'expérience , en effet , nous a
plusieurs fois démontré qu'un grand nombre de maladies très - graves et opiniâtres
peuvent être produites par les vers , particulièrement quand ils sont logés dans
l'estomac, et dans le tube intestinal.

§. XCVIII. La doctrine des sympathies
entre le bas - ventre et les autres parties
du corps , étoit déjà connue d'*Hippocrate* (64) ; elle a été ensuite éclaircie

par les praticiens les plus estimés (65),
et ils nous rendent assez raison de la manière avec laquelle l'irritation, occasionnée
par les vers de l'estomac et des intestins,
peut mettre en désordre toute l'économie
animale , et être la cause des plus violentes affections spasmodiques, même dans
les parties du corps les plus éloignées
de l'abdomen , et surtout dans la peau.
Lorsque la peau se serre, dit *Rosenstein* (66),
il succède à ce resserrement des frissons ;
et s'il se communique au gosier , la déglutition est empêchée (67) : c'est de cette
contraction spasmodique que naissent tous
les autres symptômes qui ont été remarqués par les médecins dans les personnes
tourmentées par les vers , comme l'inter-
mittence du pouls , les palpitations du
cœur, les syncopes, les vertiges, l'aphonie
ou perte de la parole , l'aveuglement , le
bourdonnement dans les oreilles , l'abat-
tement de l'esprit, la stupidité , le délire,
la contraction dans le sommeil , les rêves
inquiets, les pensées troublées , l'inquié-
tude , l'anxiété , le hoquet , les convulsions, l'épilepsie , l'apoplexie , et une in-

finité d'autres maladies que nous n'avons mentionnées qu'en partie (68) (*).

(*) Le *Journal général de Médecine*, rédigé par le savant *Sédillot*, pour le mois de floréal an 12, contient des observations communiquées par le cit. *Houzelot* chirurgien en chef des hospices civil et militaire de Meaux, parmi lesquelles il s'en trouve une trop intéressante pour qu'elle n'occupe pas une place dans cet ouvrage.

Pierre M. . . . . , né de parens sains, âgé de douze ans, en avoit passé dix dans une parfaite santé, qui ne fut point altérée par l'éruption de la variole ni de la rougeole, lorsqu'en messidor de l'an 7 les symptômes suivans se firent remarquer : crachotement continuel, blancheur de la langue, visage alternativement pâle et animé, bouche souvent pleine d'eau, mouvement des ailes du nez, contraction des muscles du visage et des yeux; serrement de poitrine; agitation continuelle des bras et de la tête; convulsions légères.

Le 10 brumaire an 7, perte subite de la connoissance; membres flexibles; bouche légèrement écumeuse : le soir, en soupant, cécité momentanée, quoiqu'en parfaite connoissance. Un médecin consulté ne vit qu'une simple maladie nerveuse qu'il caractérisa même d'épilepsie, suite d'une frayeur légère que le malade avoit eue six mois auparavant. Il prescrivit les anti-spasmodiques qui ne produisirent aucun effet. Un violent purgatif anthelmintique fit cesser tous les accidens, qui se renouvellèrent au mois de messidor suivant; alors perte momentanée de la vue, de l'ouïe, de la parole; sentiment d'oppression à la poitrine; enfin les symp-

§. XCIX. Dans l'année 1543, il se ma-
nifesta dans quelques provinces de la

tômes nerveux les plus forts. Quelques purgatifs administrés provoquèrent l'évacuation d'une énorme quantité
de matières stercorales noires et extrêmement fétides.
Les accidens se calmèrent un peu jusqu'au premier
ventôse an 9.

Ce fut à cette époque que l'on appela le cit. *Houzelot*,
qui fit les remarques suivantes sur l'état du malade :
couleur du visage chancellante, demi-cercle noir sous
les yeux ; démangeaison du nez ; douleurs vers l'épigastre, maigreur générale , mouvement d'ondulation
dans l'estomac, mobilité des ailes du nez , des muscles
du visage, des yeux; langue blanche, selles laborieuses.
Le soir du même jour il y eut perte de la parole ; respiration courte et très-pénible : le malade indiquoit
par signes qu'un poids énorme l'empêchoit de parler et
de respirer. Les accidens disparurent un instant pour être
bientôt suivies de violentes convulsions dans les muscles
du bras. Après l'accès, le malade assura qu'avant son
invasion il avoit senti quelque chose remuer dans son
estomac , et qu'une seconde après il avoit perdu la
parole. De légers calmans procurèrent une assez bonne
nuit : il n'y eut pas d'autre crise.

Le 2 ventôse an soir , M....., quoique parfaitement
tranquille, perdit la vue , dont il recouvra bientôt
l'usage pour devenir sourd. Cette surdité disparut ensuite, et une aphonie eut lieu avec étouffement. Le
malade fut un instant successivement aveugle , sourd
et muet ; des convulsions atroces succédèrent à tous ces

France une céphalalgie épidémique que

symptômes singuliers. Les muscles de l'épine se con-tractèrent tellement, que le tronc se renversa en arrière. Les muscles se relâchèrent pour obéir à la force de con-traction de leurs antagonistes, qui, à leur tour, cour-bèrent le tronc en devant. La langue sortoit de la bou-che, les yeux étoient contournés, et les bras roides ; les fesses touchoient les pieds ; enfin le pouls petit, fréquent, la respiration très-courte faisoient craindre que le malade ne succombât à la violence des accidens.

Comme ce jeune homme rejetoit tout ce qu'il pre-noit, le citoyen *Houzelot* fit respirer l'ammoniac, et vit tous les symptômes cesser comme par enchantement. Une potion calmante et l'opium donné à très-forte dose procurèrent du repos pendant la nuit suivante. La rémis-sion des symptômes, suite de l'administration des anthelmintiques, firent préjuger au cit. *Houzelot* que les vers étoient la cause essentielle de tous les accidens ; néanmoins cette opinion ne fut pas goûtée.

Dans la matinée du 3 ventôse les accidens reparurent avec une violence extrême, et la tête fut la partie la plus affectée. Les yeux étoient renversés, le malade n'entendoit plus, ses idées sans suite, son opiniâtreté à ne parler que religion simuloient un accès de manie. Souvent l'affection cérébrale diminuoit pour se porter sur les muscles de la langue, qui sortoit considérable-ment de la bouche. Il y avoit déjà trois heures que cette crise duroit, lorsqu'on fit respirer, avec succès, l'ammoniac ; et le malade dit qu'avant l'invasion de l'accès il avoit senti remuer quelque chose dans son estomac et un picotement, à la vérité peu sensible.

l'on trouva être occasionnée par les vers (69).

Malgré ses pressantes instances auprès des parens, le cit. *Houzelot* ne put jamais obtenir qu'on fit succéder aussitôt les anthelmintiques aux anti-spasmodiques, sur l'usage desquels le premier médecin consultant ne cessoit d'insister. Le 4 ventôse, le malade fut en danger de perdre la vie : les accidens augmentent à un tel point que la cécité, la surdité, l'aphonie, la manie momentanée, la sortie de la langue, les convulsions générales ne furent point les symptômes les plus alarmans. La contraction des muscles de l'épine dura trois heures : la bouche étoit fermée, les muscles masticateurs tellement contractés qu'on fut réduit à faire avaler, à l'aide d'un biberon, quelques cuillerées d'une potion calmante. Cette fois l'ammoniac fut sans effet : le malade ne prenoit rien depuis quatre jours, il étoit près de succomber

Le 5 un consultant fut enfin accordé ; la maladie vermineuse parut d'une existence si évidente, que l'on prescrivit sur-le-champ une forte décoction de semen contra, de coraline de Corse, d'absynthe, avec addition d'eau de fleurs d'orange , une infusion de fleurs de tilleul, et des pilules faites avec le muriate de mercure doux et le semen-contra.

Le 6, point de rémission dans les symptômes, qui furent moins violens le 7 ; alors deux selles avec deux vers Lombrics ; convulsions générales et partielles. Le 8, quinze Lombrics vivans et très-gros furent rendus. Diminution marquée des accidens et un mieux si prononcé, que dans l'espace de sept jours on obtint cinquante-cinq Lombrics vivans et vingt-huit morts.

Ils sont quelquefois la cause de la ma-

Le seize , on observa un autre ordre de symptômes.
Le ventre devint le siége de la maladie : les muscles
des parois de cette cavité entrèrent dans une convulsion générale si violente , qu'ils s'élevoient et s'abais-
soient alternativement de six pouces au moins. Cet
état dura trois heures. En palpant l'abdomen , on
découvrit une tumeur assez volumineuse , dure et
mobile dans la région illiaque gauche. On appliqua
sur tout le bas – ventre un cataplasme composé d'ail ,
d'absynthe , de tanaisie. Les convulsions locales furent
attribuées à la présence des vers qui irritoient le tube
intestinal , et qui occasionnoient sympathiquement les
convulsions des muscles du bas–ventre. Ces accidens
reparurent pendant trois heures dans la nuit du 16 au
17. Le malade évacua par les selles quinze Lombrics
et une quantité considérable de matières noirâtres. Un
purgatif assez violent , prescrit le lendemain , procura
des évacuations copieuses , noires , fétides et chargées
d'une quantité énorme de vers pourris : on distingua
de plus quarante Lombrics (*). Depuis cette époque
jusqu'au 20 germinal , les anthelmintiques furent con-
tinués : le malade , purgé six fois , rendit encore quinze
vers et quantité de matières qui contenoient les débris
de beaucoup d'autres.

Depuis le 20 germinal M..... paroissoit radicalement
guéri , lorsque , dans la dernière quinzaine de ther-

(*) De ce nombre il s'en trouvoit un de dix pouces de long ,
gros comme le doigt annulaire d'un adulte , recouvert de poils
très-courts , visibles à la loupe et de couleur noire.

nie (*) (70), la dyssenterie (71), la danse de St. Witt (72), la catalepsie (73), le tétanos (74), l'épilepsie (75), l'asthme

midor, il reparut quelques légers indices de la présence des vers. Les 25 et 26, convulsions, démangeaisons du nez ; mouvemens spasmodiques bien marqués des muscles du bas-ventre. Les 4 et 5 fructidor, perte de la vue, de l'ouïe, de la parole : tisane et pilules anthelmintiques ; soupçon de la présence d'un *Tœnia* ; prescription du remède de M. de *Noutfer*. Mieux prononcé dès la première prise ; accidens, dissipés presqu'à l'instant. Ce remède, repris encore trois fois, n'a fait rendre que trente Lombrics. Le malade a été purgé six fois ; il a continué les anthelmintiques, et le traitement fut terminé par l'usage du kinkina uni aux martiaux, avec tant de succès, que le 30 vendémiaire an 12 le malade n'avoit plus rien éprouvé depuis le mois de fructidor an 11. Néanmoins les vermifuges, combinés avec les purgatifs, furent encore administrés de temps en temps.

(*) Notre collègue *Esquirol*, médecin de la maison de traitement des Aliénés, vis-à-vis la Salpêtrière, vient de publier dans le *Recueil périodique de la Société de Médecine de Paris*, rédigé par le Docteur *Sédillot*, une observation qui mérite de trouver place dans cet ouvrage.

Un jeune homme de dix-huit ans, d'une taille moyenne, cheveux crépus, les yeux grands et noirs, appliqué à l'étude de la chirurgie, menoit une vie très-retirée. Pendant les chaleurs de l'été dernier, ce jeune

convulsif (76), l'amaurose (77), la pleu-
résie (78), ainsi que d'autres affections

homme alloit se baigner souvent dans la Seine à l'ardeur
du soleil.

Au commencement de messidor, il donne des signes
d'aliénation, à laquelle se joint bientôt la fureur. Deux
saignées copieuses amènent du calme : quelques jours
après, le délire reparoît avec la même fureur : deux
nouvelles saignées sont sans succès ; les purgatifs n'en
ont pas davantage ; enfin le malade est conduit dans
la Maison de traitement, le 22 thermidor an 11.

Il avoit le visage pâle, les yeux fixes, les traits du
visage affaissés, la mémoire affoiblie. Il étoit d'ailleurs
calme dans le moment, il dîna de bon appétit : aussitôt
il casse, brise tout ce qu'il rencontre, il chante, danse,
crie, menace d'une voix forte et rauque ; il profère les
propos les plus obscènes. Aux idées les plus disparates,
aux phrases les plus décousues, il mêle les noms de ses
parens, de ses amis, de ses professeurs, des chefs du
gouvernement ; il parle d'amour, d'infidélité, de pour-
suite, etc. Cependant le visage est tour à tour rouge ou
jaune : la langue épaisse, couverte d'un enduit jaune,
sèche, l'haleine fétide, la peau brûlante ; le soir il mange
avec voracité, boit de même. Dans la nuit il cause tran-
quillement, ou s'emporte avec ceux qu'il croit auprès
de lui ; il jure, il bondit dans sa chambre pour se sous-
traire *aux clous dont il croit le pavé de sa chambre
hérissé :* il pousse des cris horriblement douloureux : si
l'on s'approche, il prodigue les injures, il crache à la
figure ; si on le gronde, il menace, ou bien il reste

convulsives (79), et dans les femmes la suppression même des menstrues (80).

immobile, les yeux fermés, abandonnant la tête et les membres à leur propre poids, et à la position qu'on leur donne, pourvu que ce soit celle du relâchement: urine copieuse, fétide, brune; constipation.

23 Thermidor. Outre les symptômes de la veille, il se manifeste une syncope dont on ne retire le malade qu'après deux heures : il indique la région du larynx et l'épigastre comme le siège de ses douleurs. Céphalalgie frontale, appétit vorace. Par instans cris affreux : tout à coup il semble tomber en syncope : dans la nuit, rêve ; il croit voir des serpens et se bat avec eux.

24. Dans le jour, sommeil de six heures ; une heure après, fureur.

25. Un lavement a procuré une selle copieuse de matières, d'abord dures, puis liquides, jaunes. Urine abondante, brune.

26. Retour à la raison, mais physionomie triste: sommeil ; toujours boisson acidulée, nitrée.

27. Dans la nuit, retour du délire ; le malade casse tout : on lui met le gilet, qui le fait beaucoup suer, mais qui n'exerce sur lui aucune influence morale pas plus que les exhortations.

28. Bain tiède d'une heure, douche à la fin du bain : le malade brave d'abord la douche, mais tombe en syncope, quoiqu'il n'ait rien mangé.

29. Bain tiède de deux heures, boisson laxative. Hémorrhagie nasale, renouvelée souvent : plus de calme, mais pas plus de suite dans les idées.

Ces maladies n'ont point cessé avant
que les vers ne fussent évacués, ou les

2 Fructidor. Bain : nouvelle douche suspendue après
deux minutes , dans la crainte de la syncope, quoique
le diamètre de la colonne d'eau n'ait que cinq milli-
mètres. Hémorrhagie nazale. Le soir , point de délire;
mais les yeux vifs, parole brève, mouvemens brusques.

3. Bain, lotion d'oxicrat sur la tête; moins d'agitation;
sommeil.

4. Au sortir du bain , sommeil profond de plusieurs
heures. Le soir, un lavement, suivi de déjections jaunes,
liquides.

5. Agitation le jour, sommeil la nuit ; bain, boisson
acidulée, nitrée.

6. Retour du même état de délire et de fureur : in-
somnie, selles liquides abondantes.

8. Visage très-rouge ; douleurs abdominales , surtout à l'épigastre ; selles fréquentes : une syncope
avec sentiment de constriction à la gorge. Le malade
frotte beaucoup son nez et prie son domestique de le
frotter.

10. Un bol, composé avec le jalap et le mercure doux.
Infusion de fougère mâle (Polypodium Filix mas.
Linné) ; plusieurs selles liquides mêlées de mu osités ,
d'une grande quantité de vers Lombricaux et As ar des.

11. Mêmes médicamens, même effet ; calme le soir.

12 *Idem.* Le soir , retour à la raison. Depuis
plusieurs selles chaque jour , mêlées de matières jaunes,
muqueuses et quelquefois de vers.

13. Infusion de camomille romaine : retour progres-

médecins se trompèrent dans l'indication ;
la suite en fut fatale, et le malade en fut
la victime.

sif à la raison ; sommeil plus continu, quelquefois inter-
rompu par des rêves, mais plus de cris, appétit, sans
voracité ; les yeux plus arrêtés, le teint moins jaune.

1er. Vendémiaire. Par moment explosion de fureur ;
délire passager ; pleurs, suivis de ris immodérés. Le
malade reconnoît toutes les personnes de la maison,
parle de ses parens, promet de suivre mes avis pour
l'entier rétablissement de sa santé. Visage pâle, pouls
débile, les yeux abattus, réponses lentes, mémoire
foible, bols avec le kinkina et la canelle ; infusion
d'oranger, vin plus abondant à ses repas.

9 Vendémiaire. Dans la nuit il pousse des cris affreux
il saute dans sa chambre afin d'éviter les pointes du
plancher ; il n'ose s'appuyer contre les murs pour n'être
pas pressé ; il saute sur son lit, en descend aussitôt, toujours parce qu'il pense qu'on enfonce des pointes dans
tout son corps, principalement à la plante des pieds et à
la paume des mains. Par moment, sentiment de strangu-
lation, douleurs à l'épigastre.

10 *Idem.* Le lendemain, bols avec le jalap et le muriate de mercure doux. Plusieurs selles liquides : les
jours suivans, infusion de rhubarbe. On n'a pu savoir
s'il y a eu des vers dans les déjections.

Dès le moment, visage moins abattu, point d'incohé-
rence dans les idées ; point de fureur : retour de la
mémoire, les forces renaissent. Le malade demande

III. Affections vermineuses universelles.

§. C. On trouve dans les écrits des médecins plusieurs asthénies, tant aiguës que chroniques, occasionnées par les vers,

des livres, s'occupe de quelques soins de propreté, désir de voir ses parens ; il est un peu triste, et se promène seul ; il n'a d'autres trace de sa maladie que beaucoup de foiblesse ; téte pesante, embarrassée : il est rendu à ses parens.

Le 3o. Dans la nuit il pousse des cris, il a une syncope de deux heures : boisson purgative qui a évacué des matières très — noires ; nulle trace de délire ; il reste un peu de tristesse, avec une douleur sourde dans la région du foie. Application d'un vésicatoire sur le siége de la douleur. L'embonpoint, le coloris de la jeunesse, la gaîté habituelle, le libre exercice des facultés intellec-tuelles, tout assure une convalescence parfaite, et ce jeune homme a joui depuis d'une très-bonne santé.

Notre collègue *Giraudy*, qui s'occupe aussi avec succès du traitement de l'aliénation mentale, nous a dit avoir observé plusieurs manies sympathiques, causées par la présence des vers. Nous ne saurions trop l'inviter à enrichir l'art de ses observations sur le traitement des aliénés. Le docteur *Bosquillon* parle aussi d'une folie produite par un insecte logé dans les sinus frontaux.

(*Note des Traducteurs.*)

et qui ont été pour cela appelées fièvres gastriques vermineuses , maladies mu- queuses , maladies glanduleuses.

§. CI. L'on voit sujettes à ces affections vermineuses universelles les personnes qui habitent dans un climat humide , froid , malsain , qui se nourrissent de substances qui ont beaucoup de viscosité et sont peu nutritives , qui boivent de l'eau im- pure , et qui sont trop fatiguées par les travaux journaliers , ont peu de re- pos , et sont en proie à des passions de l'âme qui abattent l'esprit et concou- rent à affoiblir la machine humaine ; c'est à la réunion de ces causes plus ou moins actives , plus ou moins perma- nentes , que l'on doit attribuer l'origine des plus fameuses épidémies vermineuses décrites par les auteurs , et particulière- ment celles de *Bailou* (81) , *Van- swieten* (82) , *Huxham* (83) , et *Van-den-Bosch* (84) , ainsi que les fièvres réputées de ce genre par plusieurs praticiens cé- lèbres. On doit attribuer à ces causes les fièvres intermittentes et rémittentes , nom- mées vermineuses par *Dehaen* (85) , et par d'autres écrivains de mérite. Comment donc pourra-t-on considérer les seuls vers comme causes primitives de ces maladies aussi mortelles? Je ne nie point que l'irritation morbifique qu'ils occasionnent, puisque nous l'avons vu être la cause de plusieurs affections vermineuses symptômatiques, puisse aussi concourir à augmenter ces affections asthéniques universelles. Cependant personne ne pourra me convaincre que la seule irritation des vers soit suffisante pour produire une fièvre de caractère nerveux ; souvent dans la petite-vérole et la rougeole on voit des traces des vers : cependant on concluroit mal, si l'on vouloit faire dériver des vers ces maladies asthéniques au plus grand degré.

§. CII. Nous avons déjà indiqué ailleurs (86) que l'état asthénique du corps humain est favorable au développemeut des germes vermineux, pourvu qu'ils existent dans quelque partie une décomposition dans la continuité des organes. Les vers, sortis des œufs, trouvent dans la matière décomposée un aliment qui sert à les nourrir. Dans les affections graves , les organes destinés à la digestion abondent plus en substances muqueuses que les autres parties ; il s'ensuit delà que le développement des vers doit être plus fréquent dans le tube intestinal que dans les autres parties du corps.

§. CIII. De tout ce que nous avons dit jusqu'ici, l'on comprend clairement que les fièvres vermineuses , comme les fièvres gastriques ainsi nommées (87) , sont de véritables fièvres nerveuses , durant lesquelles les vers se développent dans les parties où la foiblesse prédomine le plus. L'on peut dire la même chose des maladies muqueuses (88) et glanduleuses (89); elles sont toutes les suites d'une consomption lente et universelle du corps. Dans ces maladies on évacue les vers, et il ne s'en développe plus ; après l'usage d'un régime excitant et approprié à la machine humaine, elle commence alors à reprendre les forces perdues , et à se maintenir dans la continuité des organes , et surtout dans ceux qui sont destinés aux fonctions naturelles. Je ne parle donc point des symptômes de ces maladies , parce que ceux des fièvres nerveuses sont lents ou aigus , et accompagnés d'affoiblissemens partiels de l'estomac et des intestins. Nous avons parlé en particulier de ces maladies (90) et de l'association des symptômes propres aux vers déjà mentionnés (91). Le médecin peut en conclure l'existence des vers , puisque ceux qui vivent aux dépens du corps humain rendent les maladies plus graves et plus compliquées, parce qu'ils tendent toujours à augmenter la foiblesse et la dissolution des parties du corps.

FIN DE LA TROISIÈME LEÇON.

NOTES

DE LA TROISIÈME LEÇON.

(1) Que *Bloch* ait affirmé que les vers ne sont pas toujours la cause des maladies dans l'organisme animal, *Traité de la génération des vers, pag.* 59, *douzième preuve*, il devoit le dire pour prouver, comme naturaliste, que les vers étoient naturels à chaque animal. Mais qu'un médecin d'un grand nom, tel que l'américain *Rush*, veuille soutenir que les vers sont nécessaires pour conserver la santé des enfans, c'est une chose qui sera contestée par chaque praticien : voyez *Weikard, Maladies locales , classe première , etc.* Les naturalistes n'ont point omis de parler des incommodités même mortelles occasionnées par les vers dans les animaux, *Goeze ,* rapporteur exact de

tout ce qu'il a eu occasion d'observer,
Versucheiner Naturgeschicte, etc., p. 98,
dit avoir pris une fois une grenouille tem-
poraire vivante, qui ne pouvoit pas se mouvoir, et sembloit notablement abattue :
cette grenouille, mise dans un vase rempli d'eau, tomba aussitôt au fond, et
dans peu de temps elle mourut. Dans ses
viscères on rencontra deux *Cucullans* et
plusieurs Ascarides vermiculaires qui four-
milloient dans toute la substance des poumons. Plusieurs observations semblables
à celle-ci, et dignes d'attention, ont été
recueillies et exposées par *Vallisneri,*
Op. II, pag. I.

Collectio societatis medicae haunien-
siae, pag. 21.

(3) *Baglivi, Praxis medica, lib. I.*

(4) On lit dans les *Ephémérides des Curieux*
de la Nature, dec. II, an VI, obs. XXXIII,
l'histoire d'une faim insatiable produite
par les Lombricoïdes. Le malade qui à
chaque instant se trouvoit mal, n'éprouvoit aucun soulagement qu'en prenant des
alimens.

(5) *Sauvages* parle, *Nosologia metho-*

dica, class. VII, genr. XX, spec. X, Obs. CXVIII, d'une cardilagie qui, dans un pays, fit mourir plusieurs personnes. L'on trouva à l'ouverture des cadavres des Lombricoïdes tellement adhérens aux tuniques de l'estomac, qu'elles étoient même perforées. C'est de la même cause que dépendoit le *volvulus* de la jeune fille qui vomissoit tout ; voyez *Sauvages.*

(6) Voyez *Van-wieten, De morbis infantum, etc.*

(7) *Traité des maladies des enfans, etc.,* pag. 3i3.

(8) Une jeune fille foible et émaciée vint à la clinique médicale de Pavie, dans l'hiver de l'année 1797 ; elle étoit tourmentée depuis plus de vingt jours par des douleurs aux articulations, qui la rendoient roide et immobile. Les articulations n'étoient point enflées dans aucun point ; les deux pupilles dilatées d'une manière extraordinaire, sa bouche inondée d'une salive très-visqueuse, me firent soupçonner que la maladie pouvoit être occasionnée et entretenue par les vers ; en effet, des remèdes ayant été administrés,

elle évacua neuf gros Lombricoïdes, et dans l'instant tous les symptômes de l'arthritis disparurent. Nous lisons encore dans *Rosenstein* deux cas qui ont beaucoup d'analogie avec l'observation que j'ai rapportée. Le médecin *Lindestolpte* fut appelé pour une fille de dix ans qui se plaignoit d'une douleur au côté gauche, et avoit une toux sèche, un peu de chaleur, pouls fort, soif grande, quelquefois picotement dans l'estomac; souvent elle perdoit la parole et avoit des contractions. Il crut ces symptômes occasionnés par des vers, et lui prescrivit quelques poudres anthelmintiques. Après en avoir pris deux fois, elle fut vers midi attaquée de contractions si violentes, que les pieds se contournoient vers le dos. Les convulsions cessées, elle ne souffrit plus aucune douleur, et se mit à dormir. Sa mère, voulant la lever du lit, vit tomber par terre un ver rond vivant, de la longueur d'un demi-bras, (un demi-mètre, trois décimètres) qui se retournoit à la manière d'un serpent. Ce ver sortit durant les mouvemens convulsifs. Ensuite, après avoir évacué plusieurs morceaux de vers , la jeune fille fut guérie. L'autre cas, du docteur *Darélius*, est un jeune homme qui éprouvoit une douleur très-vive à la cuisse , à la région lombaire droite, qui l'obligeoit de porter le pied droit plié en avant. Le père craignoit qu'il n'y eût luxation. Mais le médecin voyant que son enfant avoit de la tension à la région épigastrique et des douleurs fréquentes d'estomac , qu'en outre la bouche étoit inondée d'une grande quantité de salive , qu'il éprouvoit des démangeaisons au nez, et que les urines évacuées sembloient séreuses , il s'imagina que les vers étoient la seule cause de ces symptômes. En effet , il en procura l'évacuation, et le malade fut bientôt rétabli.

(9) *Voyez* le §. et la not. II, de la Leçon I.

(10) Les organes dans le corps animal sont certainement réunis ensemble d'une manière telle qu'ils ne peuvent continuer à agir sans le concours l'un de l'autre , et la conservation de l'un dépend réciproquement de l'autre. Cependant on ne peut pas conclure que la cause prochaine de l'action d'un organe existe hors de lui-

même ; en effet, on le voit dépendre des autres, en vertu de la commune liaison et des rapports mutuels. Les parties humaines se trouvent ainsi réciproquement réunies et concourent ensemble au maintien de toute la machine. C'est pour cela qu'une partie étant lésée, les autres, qui ont un rapport intime avec elle, doivent nécessairement en être affectées.

(11) L'observation est de *Weikard*; on la trouve consignée dans son *Traité des maladies locales*, où il parle des vers.

(12) *Ekardt, Dissertatio sistens observationem hydatidum in hepate inventarum unâ cum praemissis ad hanc materiam spectantibus.* Voyez *Brera, Sylloge opusculorum selectorum ad praxim medicam spectantium, vol. IV, pag.* 137. Que ces hydatides fussent des Vers vésiculaires sociaux, on le soupçonne avec raison par le récit que l'auteur nous fait. Voici ses propres paroles :

« Hydatidum majoribus illa ovi galli-
» nacei, minoribus vero illa pisi magni-
» tudo inerat. Fluido in iisdem com-
» prehenso, non prorsus fuerunt diductæ,

» atque dilatatæ. Majores ovali, minores
» autem magis circulari forma erant
» instructæ, tam vesicæ earumdem , quam
» fluidum , valde clara erant et pellucida.
» Hydatides sectæ et fluidum in poculum
» vitreum receptum, innumerabilem punc-
» torum minutissimorum in eo circumna-
» tantium, fuscorum speciem referentium
» copiam ostenderunt , qui humore aëri
» exposito dein evaporato , et parietibus
» et poculi vitrei fundo adhæserunt. Quod
» fluidum neque omnino serosæ , neque
» omnino lymphaticæ fuit indolis , et co-
» lore destinato carens. »

(13) *Voyez* le §. XXIII.

(14) L'observation est rapportée par le
docteur *Pereboom* , dans son petit ouvrage
intitulé : *Descriptio et iconica delineatio
novi generis vermium stomachidae dicti, etc.,
pag. 24.* Je la transcrirai avec ses propres
paroles , parce que je la crois digne de la
plus grande attention des praticiens.

« Olitor, quinquaginta fere aetatis , ante
» aliquot tempus nephritide laborabat, ita
» ut periti judicàrent calculo vesicam oc-
» cupatam esse , tum ex mictu doloroso ,

» difficili , impedito, et quocunque modo
» turbato ; tum ex sensatione oneris in ab-
» domine , titillatione virgæ et cæteris
» hoc symptoma comitantibus ; tum ex
» gressu varicato et dolore spatico cruris
» sinistri ; tum ex urina cruenta , puru-
» lenta, æque grumosa , turbida , mu-
» cosa , fœtida , vel et crassissima ; sed
» præcipue catheterismo repetito. Ideo va-
» riis remediis usus fuit , ut aqua cal-
» cis , millefolio , balsamo sulphuris ,
» atque elexirio vitrioli Mynsichti , pro
» parte proprio motu , pro parte ex con-
» silio peritiorum. Tandem et horum
» usus pertæsus, post longum sat inter-
» vallum , iterum meæ curæ sese com-
» mittebat Debilis erat , vehementibus
» doloribus afflictus , noctu dieque , sed
» præcipue dum mejebat. Urina jam adeo
» erat purulenta , ut plus puris ac urinæ
» emitteret; vitra enim , lotio caute reci-
» piendo usitata , dimidium et quod exce-
» dit sedimenti purulenti plena erant, inter-
» mixtis frustulis quasi carnis recens mac-
» tati. Præter emollentia precedenter adhuc
» laudanum in usum vocabam cum leva-

» mine adjuncto regimine. Urina vero
» post aliquot dies , loco sedimenti pu-
» rulenti , brunneum deponebat , insimul
» crassior et stercoreum fœtorem pro-
» dens dum laboriosius faciebatur. Acce-
» debat emissio flatuum sat fortium , ex
» urethra. Sedimentum dictum accuratius
» examinatum , inter cætera in eo oryzæ
» granulum intermixtum erat ex reliquiis
» ciborum hesterna die ingestorum ; et
» passim varia talia quotidie detegebam ,
» pæcipue panis secalinæ non bene com-
» manducata. Per quinque fere dies inso-
» lita hæc secretio miserrime continua-
» bat , alvo penitus obstructa , licet eam
» mannatis et prunis debita in quanti-
» tate reserare conabar , donec tandem
» diarrhæa insequabatur. Feces sensim
» sensimque liquidiores, tandem cum foe-
» tore urinoso , ipsius stercoris prædo-
» minante , prodibant , ac tandem sin-
» ceram urinam alvus deponebat , per
» decem fere dies hac diarrhæa duodecies
» quandoque vicesies de die , patiens con-
» flictebatur, ut tubus intestinalis inde
» penitus quidem exoneraretur. Interea

» dum absolute nihil urinæ per urethram
» emitteret, aliquatenus inde sensit leva-
» minis : et renovatione quasi virium
» gaudebat, cibi avidus, bene quoque dige-
» rens. Licet nec adstringentibus, ne ipso
» quidem laudano, diarrheam compescere
» potuerim, sensim tamen sponte ces-
» sabat, ut in laxitatem alvi degeneraret,
» fecibus nihilominus adhuc urina facien-
» tibus. Tandem ut prius vehementis-
» simo cum cruciatu ibat lotium, cujus
» sedimentum stercoreum duas partes
» totius excedebat, continens quæcumque
» alvus indigesta ex hesternis rejecerat,
» ut ficuum semina, pomorum volvus,
» cicerum siliquas, olerum frustulas, et
» singula ne referam, poni chinensis
» granum compressum medulla jam semi-
» digesta continebat. Quis hujus scenæ
» non misertus esset, exitum acerbum
» minitantis? Prædictis solummodo re-
» mediis adhibitis, cum animadverti fe-
» brem fere abesse, et animo forti dolores
» subire patientem, ita admonui, ut talia
» alimenta caperet, quæ in feces pulposas
» concoqui possent, ut ferinacea, lactem,

» ova, jus carnium, etc., tum et ut ipsi
» bis de die clysma injeceretur ex there-
» binthina mediante vitello ovorum aquæ
» immixta. Primi enematis portionem una
» cum urina patiens mejabat, post se-
» cundum non tantam, post tertium
» quartumve clysma, solummodo odore
» terebenthinæ urina erat prægnans. Ita
» injectis plus minus decem clysteribus,
» urinam iterum cum sedimento puru-
» lento albo minime vero stercoreo, vel tale
» peregrinum olente, secernebat. Nec mi-
» nus dejectio regularis erat absque urinæ
» putore. Quidquid agerem, clysteres am-
» plius recipere recusabat, direclitus ab
» omni spe et cogitationem suscipiens,
» præter terræ japonicæ solutionem, ab
» aliorum remediorum usu desistere, ob-
» servationi solummodo animum sub-
» mittens. Ita procedens interea sensim ut
» cumque vires recuperavit, domum egres-
» sus, publicos agens conventus, oli-
» toris functiones exercens, licet magno
» cum dolore urinam mittens, adeo ut
» languidam duceret vitam.

   » Post novem menses ad me retulit,

» se hucusque cum prædictis remediis con-
» tinuasse : addebat vero mictionem lan-
» cinantem minime sopitam esse, ut-
» pote cum urina purulenta passim mag-
» nas frustulas quasi sanguinis grumosi
» ejiciciens, sinceri sanguinis particulam
» monstrans mane mictam, cujus longi-
» tudo fere sesqui pollicis erat, crassities
» vero semi pollicis, adhuc renuncia-
» bat similia quotidie accidere. Die
» tertio novembris 1771, mane, per ure-
» thram Lumbricum teretem expulit, quem
» mihi vivum videre contigit, prout ex
» virga ex egressum, patiens ipsum ex-
» trahebat et vitro injiciebat. Hic colore
» gaudet albo et in naturali magnitudine
» representatur figura quinta, spiritu ju-
» niperi conservatus. Posthac membris
» labefactis, vermem equidem socium
» nequaquam, sed ingentia frustula, ge-
» latinæ instar sanguinolentæ, urinæ se-
» dimento intermixta largiter exonerare
» miser continuavit, febre præterea hec-
» tica et hujus cohorte vexatus et ad
» ultimum vitæ halitum usque dolore
» exquisito mactatus, quam aliquantulum

» quidem compescere laudano potui,
» ipsemet vero strenue religiosa patientia
» et pia deditione sui voluntati divinæ
» sustentare valuit, mente adhuc dum
» constante ischuria tandem vitæ filum
» abrupit, die 23 augusti 1772.

» Aperto cadaveris abdomine, prout
» mihi humanissime ante aliquot tempus
» tentamento ægrotus legaverat, inveni-
» mus una cum candida peritia Cl. chi-
» rurgo Jano Ruurhof, aliisque amicis
» anatomicis,

» 1°. Intestinum colon cum peritonaeo
» arcte concretum.

» 2°. Laborasse defunctum hernia epi-
» plocele, omnino in tunica vaginali pro-
» cidente cum processu valde attenuato,
» filiformi, intestina vero haud subsecuta
» fuisse, quoniam inter se validissime et
» ubivis fere erant concreta.

» Fundum vesicæ externe totum carti-
» lagineum, contrahi ineptum, induratum
» et cum intestino colo, caeco et recto, liga-
» mentis cartilagineis, nec minus latis-
» sime cum osse pubis, concretum quæ
» ligamenta incisa vel disrupta, pus fun-

» debant, quare et tunica vaginalis dextra
» puris plena erat.

» 4°. Catherem vesica recipere renuebat.

» 5°. Glandulæ mesenterii, quotquot
» offendimus, substantiæ ex albo cartila-
» ginæ erant, magnitudine' fere juglan-
» dum.

» 6°. Plurima ulcera fistulosa ex vesica
» in annexa monstrosa intestina, vel et
» in peritonæi cavum exibant.

» 7°. Vesica interne omnino infarcta
» erat materie gelatinosa ejus parieti af-
» fixa, pus mentiente ingrassatum, dura,
» tenaci, glutinosa, parum olente, in aqua
» valde subsidente, nullum vacuum pro
» urina recipienda relinquente, nisi quod
» rivulus serpentinus crassitie uretheris
» urinæ transcursum formabat per subs-
» tantiam dictam, tandem quoque adeo
» oppletum et deletum, ut sensim sen-
» simque ischuria inde nata vitæ filum
» abrumperit. Calculus in vesica haud
» detectus fuit. Intestinum rectum vix
» distingui posset, ita cum vesica erat
» coalitum, quare nec locus suppurationis
» præcedentis, quæ communicationi ve-

» sicæ cum intestino recto ansam præ-
» buerat, ad votum indicari licuit. Erant
» interea uretheres naturales, nec minus
» renes, papillis solito minoribus ut cun-
» que donati. Hepar satis sanum appare-
» bat, et quod notabile, cadaver minime
» adipe destitutum erat. »

(15) *Voyez* le §. VI.

(16) *Goeze, Versucheiner Naturgeschichte der Eingeweidewürmer, etc., p.* 278.

(17) *Goeze, ouvrage cité.*

(18) *Voyez* le §. XV.

(19) *Voyez* le §. XIII, pag. 20.

(20) *Syllogen, Observationum varii argumenti: Hauniae,* 1782, 8°., *pag.* 45.

(21) *Voyez* le §. XI.

(22) La malade étoit soignée par le savant professeur *Borda*, de Pavie, qui se
fit un plaisir de me faire part de l'accident mentionné.

(23) *Voyez* le §. XXVII.

(24) *De morbis vasorum absorbentium
corporis humani pars pathologica; Trajecti
ad Mœnum* 1795, 8°.

(25) *Arzneykundige abhandlung ueber*

den Nutzen der *Wasser*, oder *lymphen-Gefasse ; Lingen*, 1795, 8°.

(26) Voyez *Soemmering*, ouvrage cité.

(27) *Leske*, *Abhandlung vom drehen der schaafe*, *und dem blasenbandwurm im Gehirn derselben*, *als der ursache dieser krankheit ; Leipzig*, 1780, 8°.

(28) *Voyez* le §. XXIII.

(29) *Weikard*, *Vermischte medizinis-che schriften*, 4°., *stück*, *pag.* 102.

(30) *Ludwig*, *de hydrope cerebri puero-rum ; Lipsiae*, 1774. *Ved. Baldinger*, *syl-soge selectiorum opusculorum argumenti medico - practici*, etc.

(31) *Nordische Beytrage*, *I Band*, *p.* 84.

(32) *Medical transactions*, *vol. II*, *p.* 486. *Philosophical transactions*, etc. *vol. XXII*, *pag.* 197, *vol. XXV*, *pag.* 234. *Memoirs of the London medical society*, *vol. II*, *art. II.*

(33) *Haller*, *De corporis humani fubrica*, *vol. VI*, *pag.* 480, *not.* 6.

(34) *Soemmering*, *Baillie anatomie des Krankhaften baues von einigen der wich-tigsten Theile im menschlichen Korper*,

uebersetz. Und mit Zusatzen von Soemme-
ring; Berlin, 1794, *pag.* 134.

(35) *Baillie,* ouvrage cité, pag. 116.

(36) *Eckardt, Dissert. sistens observa-*
tionem hydatidum in hepate inventa-
rum, etc. — Soemmering, Baillie, ouvrage cité.

(37) *Acta Natur. curiosor. Berolini, v. I,*
pag. 348.

(38) *Walther, Annotationes academi-*
cae, etc., pag. 84, n°. 6.

(39) *Medical communications, etc., v. I,*
pag. 101.

(40) *Sandifort, Observationes anatomico-*
pathologicae, lib. II.

(41) *Soemmering,* ouvrage cité, p. 222.

(42) *Ruyschius, Observ. XIV, pag.* 15.

(43) *Morgagni, De sedibus et causis*
morborum, etc. Epist. IV, art. XXX.

(44) *Eckardt, Dissert. cit.*

(45) *Werner, Vermium, intestinalium*
brevis expositionis continuatio secunda,
pag. 7.

(46) *Morgagni, De sedibus et causis*
morborum, etc. Epist. XXXVIII.

(47) *Voyez* le §. XXVI.

(48) *Vermium intestinalium , Taeniae praesertim humanae , etc.* , pag. 68.

(49) *De morbis vasorum absorbentium corporis humanae , etc.* , §. *XXII.*

(50) *Voyez* les § §. XXIV, XXVIII.

(51) *Voyez* le §. LXIII , et la note annexée , n°. 27.

(52) *Margraff , De morbis a vermibus intestinalibus oriundis; Vittebergae ,* 1799, *pag.* 8.

(53) *Wagler , Dissert. de morbo mucoso praeside , I. G. Rœderero , etc.* Voyez le §. *XXIX.*

(54) *Blumenbach , Handbuch der Nageschichte , etc.* pag. 410.

(55) *Stoll , Pars septima ratio. medendi; Viennae ,* 1790, *pag.* 116.

(56) *Voyez* le §. XXIX.

(57) *Werner , Vermium intestinalium , etc.,* pag. 84. — *Stoll , Op. et. loc. cit.*

(58) *Voyez* les § §. XXXVII, XXXVIII, XXXIX.

(59) *Voyez* le §. XXXVI.

(60) *Van Phelsum , Historia Ascari-*

*dum patholgoica , etc. , cap. IV , V ,
VI , VII.*

(61) *Voyez* le §. XLV.

(62) *Voyez* la fin du §. XLV.

(63) *Voyez* la fin du §. LXXIX.

(64) « In corpore humano confluxus
» unus , conspiratio una , et omnia con-
» sentientia. » *Hippocrates , de alimen-
tis , etc.*

(65) Voyez mes *Notes médico pratiques , sur les différentes Maladies traitées dans la Clinique médicale de Pavie ,
pendant les années MDCCXCVII et
MDCCXCVIII , première partie ,*
§. *XLII.*

(66) *Traité des Maladies des enfans, etc.,*
pag. 310.

(67) J'ai eu dernièrement occasion d'observer un jeune homme , d'ailleurs fort
robuste , qui fut atteint tout d'un coup
par une violente convulsion au gosier et
à la poitrine , qui menaçoit de le suffo-
quer , et l'obligeoit de crier à haute voix.
Cette convulsion dura trois ou quatre
heures ; ensuite elle cessa et se mani-

festa encore, de manière que dans l'espace de vingt-quatre heures l'accès se montra trois fois. Dans les intervalles de tranquillité, le malade se trouvoit abattu et se plaignoit d'un sentiment de froid vers l'appendice xiphoïde. Malgré toutes les recherches, on ne rencontra aucun indice de vers, quoiqu'il y eût plusieurs symptômes, tels que la dilatation de la pupille, la salivation, la démangeaison du nez·, et les douleurs des articulations, ainsi que l'anomalie de la maladie, qui eussent pu en confirmer le soupçon. La convulsion commençoit, suivant le malade, à la région de l'estomac, comme une flamme qui s'étendoit vers la poitrine, et alloit se fixer avec violence au larynx. L'estomac étant corroboré par un électuaire composé de kinkina, de racine de valériane officinale et d'opium, continué pendant quelques jours, l'accès convulsif diminua peu à peu de force et de fréquence et finit par disparoître.

(68) *Voyez* le §. LXXVI et suivant.

(69) *Sauvages; Nosologia methodica, etc., class. III, genr. XXIII, sp. VII.*

(70) *Ephemerides Naturae curiosor, dec.*
III, observ. CXXXV.

Il y a peu de jours que je fus appelé
pour visiter une fille d'environ neuf ans,
qui, après avoir surmonté une fièvre scar-
latine, annonçoit tous les symptômes d'un
épanchement d'eau dans les ventricules
du cerveau, tel qu'il est indiqué par *Lud-*
wig, dans sa belle *Dissertation de Hydrope*
cerebri puerorum. La maladie qui avoit pré-
cédé, la certitude que cette fille, même
dès sa plus tendre enfance, n'avoit jamais été affectée par les vers, le défaut
des urines, et le gonflement du bas-
ventre, ainsi que l'œdème des extrémités
inférieures concouroient à faire croire
que cette maladie pouvoit être un hydrocéphale interne. Cette malheureuse,
réduite presque au tombeau, ne donnoit
aucun espoir de rétablissement. Cependant, ne voulant pas l'abandonner sans
aucun secours, je m'en tins à la prescription des remèdes propres à procurer
l'évacuation des urines, à corroborer le
système beaucoup affoibli, et à avoir, en
même temps, la propriété anthelmin-

tique , puisque l'apparition subite de la
maladie me faisoit soupçonner qu'elle
étoit occasionnée par les vers. Le mercure
doux administré en poudre , et une infusion bien saturée de valériane officinale,
rendue plus forte par l'addition d'une
bonne dose de camphre, furent les remèdes
que je choisis et que je prescris à cet effet. Je n'en obtins aucun succès dans le premier ni dans le second jour du traitement;
la malade, au contraire , se trouva plus
mal ; mais le troisième jour , elle vomit
un Lombricoïde vivant , et une quantité
de matières muqueuses et bilieuses. Elle
rendit les jours suivans quatre Lombrics ; et , dans peu de temps , elle fut
tout-à-fait guérie de sa maladie.

(71) *Sauvages* parle , *Nosologia methodica ,* class. XI, gen. IX , spec. XV,
d'une dyssenterie vermineuse, qui , depuis
le mois d'août jusqu'à celui de novembre,
attaqua le quart des habitans de la campagne
et en fit périr plusieurs. Les douleurs du
bas-ventre étoient soudaines et atroces ,
un sentiment d'ardeur vif devenoit plus
violent dans les viscères , et un vomisse-

ment d'une matière muqueuse, semblable au frai de grenouille, rendoit cette maladie plus grave. Elle cessoit par l'usage des remèdes anthelmintiques, et après que les vers avoient été chassés du corps.

(72) Dans les *Ephemerid. Natur. curiosor.*, *ann. IV*, *observ. CLXXXVII*, on lit l'*Observation* d'une danse de St. Wit, occasionnée par les vers. Un autre exemple semblable est rapporté par *Siblot*, dans le *Journal de Médecine de juillet. ann.* 1783, *tome II*, *page* 22. Un *Taenia* et quelques Lombricoïdes étoient les vers qui avoient occasionné cette maladie. En pratiquant la médecine à l'hôpital de Berlin, pendant l'automne de 1795, sous la direction de l'illustre professeur *Selle*, je vis un enfant d'environ de l'âge de douze ans, affecté d'une danse de St. Wit, qui avoit été occasionnée par les vers, quoique le malade ne présentât pas le moindre indice d'aucune affection vermineuse.

(73) *Sauvages, Nosologia methodica, etc.*, *class. IX*, *gen. XXIV*, *spec. II.*

(74) *Commercium litterarium Norim.*

bergense, tom. I, pag. 385; tom. XV, page 124. — Sauvages, Nosologia methodica, tom. II, tit. tetanus. — Heister, Medicinische chirurgische, und anatomische warnehmurgen, I Band, pag. 170. — Brera, Sylloge opusculorum selectorum ad paxim praecipue medicam spectantium, vol. IV, pag. 18.

(75) Acta Naturae curiosor, vol. VI, observ. CXXVII, vol. VII, observ. XIX. — Van den Bosch, Historia constitutionis epidemicae verminosea, etc. page 132. — Ackermann, Dissert. de epilepsiae motuumque convulsivorum infantum causis praecipuis; Gryphiae, 1765. — Medical observations and inquiries by a society of physicians in London, vol. VI, observ. of fothergillgordak geschichte der frauen zimmers; Konigsbarg, 1770, 8°. — Journal de Médecine, tom. XXX, pag. 51.

(76) Ephemerides Naturae curiosorum, dec. III, an IV, observ. XIX, an VII, VIII, observ. CLXXXXIII. — Acta Helvetica. vol. VI, pag. 216.

(77) Ephemerides Naturae curiosor. dec. II, an V, observ. CLXX. — Journal de

Médecine , tome XXXIV , page 135. —*Richter, Elementi di Chirurgia, Tom. III, cap. amaurosi.*

(78) *Bonnet , Sepulcretum , Lib. II, sect.* 4 *, obs.* 38. — *Riverius , Observat. cent. I , n°.* 75. — *Ephemerid , Natur. curios. dec. II , an* 5 *, Append. , pag.* 80.

(79) *Selecta Medica Francofurtensia , Franc ad Viadr. ,* 1739 *, Tom. I , pag.* 110. — *Henneberg , Dissert. sistens historiam morbi convulsivi infantis , ejusdemque sanandi methodum; Erford,* 1791.—*Abrégé des Transactions philosophiques de la Société royale de Londres , tome XIV , Venise ,* 1796 *, pag.* 219 *,* 272.

(80) *Spigel* raconte qu'une jeune fille, d'une famille illustre, avoit de l'aversion pour les alimens comme une femme enceinte; le ventre se tuméfioit et il existoit suppression totale des menstrues. Son père et sa mère consultèrent différens médecins, qui répondirent que leur fille étoit enceinte, et on abandonna tous les médicamens. En attendant , la maladie augmenta, et elle mourut victime de l'ignorance et des mauvais soins. A l'ouverture

du cadavre, on reconnut son innocence ;
il n'y avoit dans l'utérus aucun embryon,
et l'on trouva un amas d'eau et de mucus dans les intestins, avec un *Taenia*
qui étoit long comme les intestins. Voyez
Rosenstein, Traité des maladies des en-
fans, etc., pag. 311.

(81) *Opera omnia genera*, 1562, 4°.,
Opp. I, pag. 25.

(82) *Commentaria in Hermanni Boer-*
haave aphorismos de cognoscendis et cu-
randis morbis, etc., Tom. IV, pag. 720.

(83) *Opere fisico - mediche, Tome 1,*
page 284.

(84) *Constitutiones epidemiae verminosae,*
quœ ann. 1760. — 63 *grassata fuit, etc.,*
Norimbergae, 1779, 8°.

(85) *Ratio medendi in Nosocomio*
practico. Vindobonensis, Tom. XIV, p. 142.

(86) Voyez les §§. LV., LVI.

(87) Voyez mes *Notes de Médecine pra-*
tique sur les diverses maladies traitées
à la Clinique médicale de Pavie dans les
années M. DCC. XCII et M. DCC. XCVIII,
partie première, §. *XLIV.*

Si quelquefois les vers situés dans l'es-

tomac et dans le tube intestinal deviennent
la cause de quelqu'affection incommode,
telle que la fièvre, on ne peut pas dire
pour cela que c'est une maladie universelle, parce que la cause est purement
locale. Les fièvres bilieuses, gastriques,
pituiteuses, vermineuses, si en vogue dans
le siècle passé, doivent être considérées
comme de simples affections locales, ou
comme des maladies tout-à-fait chimé-
riques, comme en sont convenus les praticiens observateurs (*). Si l'on veut en-
tendre par maladie vermineuse l'affection
vermineuse universelle en apparence, occasionnée par l'existence accidentelle des
vers dans l'estomac, et qui troublent l'organisme animal, parce qu'ils troublent les
fonctions de l'estomac, qui est d'ailleurs
sain; on ne peut pas certainement nier cela,
pourvu qu'on la considère comme dépendante d'un vice local, et différente d'une maladie universelle. En effet, une telle maladie
n'est jamais précédée de prédisposition ;

(*) Le professeur *Pinel* ne parle point des maladies
vermineuses fébriles dans sa *Nosographie philosophique.*   (Note des Traducteurs).

elle ne prend son origine ni de l'augmentation , ni de la diminution de l'excitement
universel, mais d'un corps que l'on peut
regarder comme tout-à-fait étranger, et qui
se trouve dans l'estomac ou dans le tube
intestinal. *Brown,* dans ses ouvrages de
médecine , ne dit rien des affections gastriques, et bien moins des vermineuses
fébriles , quoiqu'en aient écrit plusieurs
médecins du premier rang. Cependant, si
on combine tout ce que nous avons dit
sur les fièvres nommées vermineuses, avec
les principes de la doctrine de *Brown* , on
verra que ce médecin philosophe , en parlant des maladies occasionnées par les
poisons *(Elementi de medicina, etc. v. I* ,
§. LXXVII*)* , enseigne que ces mêmes
maladies doivent être souvent regardées
comme locales, parce que le poison (et
nous dirons un ver quelconque), en at-
taquant mécaniquement l'estomac et les
intestins, organes doués d'une très-grande
excitabilité , produit dans tout l'organisme
animal une irritation sympathique qui ,
ne suscitant point une diathèse sthénique
ni asthénique, ne doit par conséquent être

regardée que comme une maladie locale ;
ce qui est confirmé par le traitement
même qui consiste seulement à expulser
hors du corps le ver , ou le poison.
Si, au contraire, l'apparition des vers dans
les premières voies est précédée ou accompagnée d'un mouvement fébrile dépendant réellement de l'excitement démesuré
de l'organisme animal, et est évidemment
occasionnée par l'action des puissances
directement ou indirectement affoiblissantes , aucun bon médecin ne pourra nier
que le développement des vers ne soit favo-
risé par ces circonstances qui, comme nous
l'avons dit plusieurs fois , se manifestent
précisément dans cette occasion , plutôt
par l'effet que par la cause de la maladie fébrile ; tous les symptômes qui s'y
joignent indiquent une affection nerveuse
universelle et prédominante dans les organes destinés aux fonctions naturelles.
Vouloir donc fonder sur eux l'existence
chimérique d'une fièvre vermineuse , c'est,
ce me semble , une erreur dangereuse dans
la pratique.

(88) *Wagler, Dissert. de morbo mucoso; Gottingae*, 1762, 4°.

(89) *Werner, Vermium intestinalium brevis expositionis continuatio secunda, etc., pag.* 4.

(90) *Voyez* mes *Notes médico-pratiques, etc.; seconde partie, cap. I, class. II et III.*

(91) *Voyez* les §§. LXXVI, LXXVII, LXXVIII, LXXIX, LXXX.

FIN DES NOTES DE LA TROISIÈME LEÇON.

QUATRIEME LEÇON.

§. CIV. La diathèse asthénique du corps humain , surtout lorsqu'elle prédomine dans le système gastrique , est une des principales circonstances favorisant le développement des germes vermineux (1) , qui circulent dans la masse des humeurs sous la forme de molécules extrêmement petites (2), ou qui sont restés immobiles dans les différentes parties , où ils peuvent accidentellement être déposés (3). Les effets produits par l'usage des émétiques et des purgatifs , que plusieurs médecins prescrivent et administrent encore pour fondre , dissoudre et expulser la matière muqueuse que nous avons déjà dit être l'aliment des vers , qui , selon quelques personnes , favorise encore leur adhésion aux différentes parties du corps humain , doivent être non - seulement inutiles , mais encore dangereux. Si *Monro* et *Rosenstein* (4) sont quelquefois parvenus à obtenir quelques succès heureux par l'usage de l'émétique , on doit plutôt les attribuer à la secousse universelle de la machine , et surtout de l'estomac et des intestins , occasionnée par l'action subite et violente de ce remède qui les détache et les expulse hors de l'estomac (5). Les purgatifs agissent aussi de la même manière, en déterminant dans le tube in-testinal un mouvement péristaltique plus fort ; les vers sont , par ce moyen , souvent détachés des parois des intestins et évacués du corps avec les matières fécales. Cependant on s'aperçoit bientôt que l'un et l'autre de ces remèdes mis en pratique , doivent augmenter la foiblesse de l'orga-nisme animal , et par conséquent la pré-disposition aux affections vermineuses.

§. CV. Les vers sont communs et fa-miliers aux tempéramens chez lesquels le système lymphatique prédomine (6). Nous savons en outre que les brebis sont sujettes aux Vers vésiculaires sociaux, lorsqu'elles paissent dans les prairies très-humides, particulièrement pendant les années pluvieuses et pendant l'automne. Toutes les causes affoiblissantes qui sont favorables au développement de la semence vermineuse, examinées avec soin, persuaderont l'observateur philosophe que l'on parviendra facilement à prévenir le développement des germes vermineux, moyennant la prescription convenable d'un régime tonique et nourrissant, tel que nous le dirons en parlant de la méthode prophilactique. Ainsi l'on ne peut point se dire complétement guéri, si après avoir expulsé les vers qui affectent, soit localement ou sympathiquement quelques organes du corps humain, on n'enlève, par les remèdes appropriés, la prédisposition à cette affection.

§. CVI. Guidé par ces principes, l'on voit facilement et avec sûreté la véritable indication d'après laquelle le médecin doit régler son plan de traitement pour triompher des affections vermineuses, soit qu'elles soient locales ou sympathiques (7), légères ou graves et violentes. Un traitement, dirigé de cette manière, est plus ou moins constamment couronné d'un succès heureux , et concourt à rendre philosophiques les observations , puisqu'il prouve l'extravagance des remèdes qui ont été inventés pour se guérir des vers par des hommes superstitieux , et qui ont été même adoptés par des médecins de mérite (8), qui s'en sont trop aveuglément rapportés à l'opinion des premiers.

§. CVII. Dans le traitement des vers et des affections qui en dépendent, le médecin doit, avant tout, être principalement assuré de leur existence, de leur siége , de leur quantité et de leur qualité, parce que la nature les ayant différemment organisés, l'expérience a prouvé que tous ne cèdent point également à l'action des mêmes remèdes (9). Les médicamens qui tuent les Ascarides sont quelquefois inefficaces chez les malades affectés par les Lombricoïdes et par les *Taenia.* Au contraire les remèdes qui sont très-recommandés pour expulser le *Taenia*, administrés aux malades qui ne l'ont point, peuvent devenir la cause de désordres bien graves dans l'économie animale. C'est pour cela qu'avant d'entreprendre le traitement des vers, il est nécessaire de connoître quelle est leur espèce, pour diriger la méthode curative.

§. CVIII. Dans le traitement des affections vermineuses en général, les remèdes qui, en fortifiant la machine, diminuent la secrétion morbifique des humeurs muqueuses, s'opposent au délabrement et à la comsomption de toutes les parties, donnent de l'action aux organes destinés aux fonctions naturelles, incommodent les vers, les tuent, et excitent dans le corps cette force qui est si nécessaire pour les expulser et en prévenir un nouveau développement, remplissent l'indication nécessaire. On doit principalement regarder comme tels les remèdes pris dans la classe des excitans, qui, doués d'un principe amer et astringent, sont très-propres à fortifier la puissance nerveuse et à consolider la cohésion des solides (10).

En outre l'expérience nous prouve tous les jours que c'est par l'usage de ces médica-mens, administrés en dose convenable à la qualité et aux degrés de la diathèse asthénique , que ces vers sont expulsés de notre corps ; soit que ces remèdes agissent sur eux mécaniquement , soit que cette action ait lieu en vertu de leur odeur tenue et très - pénétrante , ce qui paroît plus probable qu'en excitant l'organisme animal et secouant surtout les parties affectées. Le nid vermineux est formé par la substance muqueuse enveloppant constamment les vers (11), qui , restés comme une autre matière étrangère , sont chassés et expulsés par l'action plus active des organes (12).

§. CIX. En raisonnant avec précision, l'on voit facilement que l'on a attribué faussement à une classe de remèdes la propriété spécifique de tuer les vers et de les expulser hors du corps. Pour que cela fût vrai , il faudroit que les anthelmintiques , fussent doués de cette vertu qui leur est accordée, et ils devroient constamment produire l'effet désiré ; ce qui ne peut être assuré que par les personnes

qui se laissent conduire par la supersti-
tion, plutôt que par l'observation philosophique et exacte. Le simple catalogue
des remèdes vantés contre les vers rem-
pliroit des pages entières, mais il ne servi-
roit qu'à ouvrir le chemin du pyrrhonisme.
Aussi je crois bien faire de ne pas en parler
d'une manière trop étendue, parce que
l'exposition raisonnée de leur histoire peut
être regardée comme étrangère à mon sujet. Ainsi je me bornerai à dénombrer seulement en général tous les remèdes qui,
de l'aveu de tous les praticiens, sont
reconnus pour être les plus actifs et les
plus efficaces pour remplir les indications
exposées ; ensuite je passerai à la description des médicamens que l'expérience et
l'observation ont fait connoître propres à
expulser du corps humain les diverses
espèces de vers. Il faut observer que plusieurs médicamens sont doués d'une force
drastique, quoique excitante, et d'autres
d'une force corroborante. Le médecin devra
s'assurer de l'espèce d'affection vermineuse, si elle est locale, sympathique ou
universelle, avant de choisir le remède

qui doit être employé. Les drastiques peuvent être convenables dans une personne assez robuste chez laquelle la présence des vers occasionne des symptômes locaux ; ils produiroient de très-graves désordres s'ils étoient administrés à des individus foibles, et qui sont extrêmement prédominés par la diathèse asthénique, particulièrement dans l'estomac et dans le tube intestinal. Dans ce cas, on obtient l'effet désiré par l'emploi des remèdes qui excitent et corroborent l'organisme animal, et qui n'altèrent point la secrétion naturelle des humeurs.

§. CX. Les médecins ont coutume de prescrire extérieurement ou intérieurement leurs remèdes pour dissiper les affections vermineuses. L'usage interne est préférable à l'externe, puisque le premier est plus efficace que le second ; il est suivi d'un succès plus prompt et plus sûr. Cependant plusieurs malades, et particulièrement les enfans, répugnent à prendre par la bouche les remèdes nécessaires, parce qu'ordinairement ils sont très - désagréables. D'autres malades, incom-

modés par quelques affections vermineuses
sympathiques , ne peuvent rien avaler.
D'autres , ayant l'estomac très-foible , vo-
missent tout ce qu'on leur donne ; enfin
d'autres tourmentés par les hémorroïdes
ou par quelqu'autre vice local de l'anus ,
ne peuvent point recevoir les lavemens ,
au moyen desquels on pourroit introduire
dans le corps tout ce qui ne peut pas être
avalé et que l'estomac ne peut pas supporter. Dans tous les cas , la seule application des remèdes appropriés à l'extérieur , particulièrement sur la partie cor-
respondante à l'endroit affecté , comme la
région de l'estomac , des intestins grêles ,
tout l'abdomen , est le seul moyen pour
vaincre , ou pour diminuer la maladie.
Les épithèmes faits avec les remèdes qu'on
ordonne dans des cas semblables intérieurement et appliqués à la région de l'estomac,
ont été regardés comme excellens pour expulser les vers du tube intestinal , par *Boy* ,
Frank et *Weikard*. Ces remèdes , dissous
dans le suc gastrique des animaux (*), et

(*) Le docteur *Alibert* s'est assuré , par une foule
d'expériences , de la nullité du suc gastrique, et les

ensuite appliqués sur la peau, peuvent produire des effets à peine inférieurs à ceux que l'on obtient lorsqu'ils ont été administrés intérieurement (14) ; c'est par cette raison qu'en voulant appliquer à l'extérieur des remèdes pour expulser tous les vers qui tourmentent les parties internes du corps et corroborer en même temps les solides , j'ai coutume de conseiller de les préparer suivant les préceptes exposés dans l'anatripsologie (14).

§. CXI. Je dois enfin avertir que dans les affections vermineuses sympathiques , le système nerveux étant extraordinairement excité , les remèdes les plus convenables et que l'on doit employer en pareil cas, doivent être ceux qui sont doués d'une propriété excitante diffusive, c'est-à dire , propre à calmer les troubles et les désordres des solides vivans. La classe des mé-

médicamens qu'il a donnés en frictions, sans avoir recours à ce véhicule, ont été suivis des mêmes succès. Voyez *Mémoires de la Société Médicale d'émulation*, Iere. année, seconde édition ; *Bulletin des sciences de la Société Philomatique de Paris* , nivôse an 6.

(*Note des Traducteurs.*)

dicamens que l'on appelle anti - spasmodique , nous en offre une longue série. La
valériane , l'opium , l'assa-fœdida sont les
plus usités.

Mais passons à l'examen des principaux
remèdes qu'on a vantés , soit contre les
vers en général , soit contre chaque espèce
en particulier.

PREMIÈRE SÉRIE DES VERMIFUGES.

§. CXII. Le règne végétal et minéral
nous fournissent les principaux remèdes
que l'on prescrit dans les affections vermineuses , et que tous les médecins appellent anthelmentiques ou vermifuges. J'in-
diquerai les premiers avec le nom de *Linné*,
et je me servirai , pour les seconds , de la
nouvelle nomenclature introduite par les
chimistes français.

Vermifuges végétaux.

§. CXIII. *Allium Cepa* (16). L'on a coutume de faire usage du bulbe frais , ou du
16

exprimé qui a une odeur propre très - volatile, et une saveur âcre; il est pourtant moins efficace que l'ail commun.

§. CXIV. *Allium sativum* (17). Sa bulbe récente contient un principe huileux, volatil, qui le rend propre, comme l'assafætida, le camphre, le soufre sublimé, (fleur de soufre) à corroborer l'estomac et les intestins, et à en expulser les vers. Les observations de *Rosenstein* (18) et de *Tissot* (19) ne laissent aucun doute qu'il n'ait cette propriété, puisque ces deux médecins, en ayant continué l'usage pendant long - temps, sont arrivés à faire rendre des *Taenia* entiers. Nous avons aussi des exemples de convulsions symphatiques occasionnées par les vers, et guéries par l'usage de l'ail (20). On le prescrit sous des formes différentes, et on le combine avec d'autres remèdes pour en faire usage (*) (21).

(*) Notre collègue, le citoyen *Cadet*, auteur de l'excellent *Dictionnaire de Chimie*, a retiré de l'ail une huile essentielle, qui, mise sur la peau, y excite une irritation et un sentiment de douleur presqu'insupportable. On pourroit s'en servir, dit - il, comme vé-

§. CXV. *Artemisia santonica* (22). Ls semences de ce végétal , qui est très - connu chez les apothicaires sous les noms de semence santonique , de semen - contra , de zédoaire , sont très-efficaces pour expulser les vers , et particulièrement les Lombricoïdes. Elles ont une saveur et une odeur âcre et amère ; toute leur efficacité consiste dans une huile volatile , que l'on peut facilement extraire. On les ordonne en substance, en infusion , en décoction , ou en électuaire , unis à d'autres remèdes (23). Les confections et les pastilles que l'on en prépare (24) suffisent pour les personnes qui ont facilement des nausées par la seule odeur des remèdes. La dose pour les enfans est de deux grains , et pour les adultes d'un gros en poudre ou en électuaire. L'infusion se fait avec le lait , et pour cela , il faut deux ou trois gros de poudre de *semen contra.*

sicant , et peut - être y trouveroit - on cet avantage , qu'il n'agiroit point sur la vessie comme les cantharides.

(*Note des Traducteurs.*)

§. CXVI. *Chenopodium anthelminti-cum* (25). Les semences de ce végétal, qui croît dans la Pensilvanie , ont une odeur agréable , un peu forte , et une saveur aromatique : on dit qu'elles sont très-usitées en Amérique contre les vers et particulièrement contre les Lombricoïdes. *Chalmers*, qui en donne la description (26), affirme qu'avec la seule poudre de ces semences on compose cet électuaire an-thelmintique , si fameux dans l'Amérique septentrionale.

§. CXVIII. *Convolvulus Jalappa* (27). Le principe résineux -âcre , que l'on observe dans sa racine est d'une odeur désagréable , et jouit d'une saveur nau-séabonde , qui est probablement la cause de sa vertu anthelmintique. *Wepfer* (28) , après avoir inutilement employé les re-mèdes qui sont les plus vantés contre les *Taenia* , prescrivit à un de ses ma-lades, avec un heureux succès , un demi-gros de cette racine pulvérisée. On l'or-donne ordinairement combinée avec d'au-tres remèdes (29).

§. CXVIII. *Angelicae cortex* (30). Le

docteur *Grième* (31) a été le premier à la donner contre les vers, et particulièrement contre les Lombricoïdes. On en fait bouillir une once dans trois livres d'eau, jusqu'à réduction d'une livre; et l'on donne au malade tous les matins une ou deux onces de cette décoction. Quelquefois l'usage d'un tel remède a occasionné des tranchées; cependant on est parvenu plusieurs fois à expulser une quantité extraordinaire de vers.

§. CXIX. *Ferula Assa fœtida* (32). Le suc gommo-résineux, que l'on obtient par le moyen de quelques incisions faites à la racine de cette plante, est celui que l'on prescrit pour vaincre plusieurs maladies, et particulièrement pour délivrer le corps humain des vers et des affections spasmodiques sympathiques qui en sont la suite. Les vertus de ce remède résident dans l'huile volatile et dans le principe résineux qu'il contient. Il a une saveur âcre, aromatique, nauséabonde, et répand une odeur d'ail. On le prescrit en pilules, ou d'une autre manière, à la dose de deux jusqu'à dix grains, plusieurs fois par jour;

on le combine quelquefois avec d'autres médicamens, tels que la mirrhe, l'oxide de fer
noir, le muriate de mercure doux, etc. (33).
L'usage des lavemens d'assa-fœtida et des
cataplasmes dans lesquels entre ce remède (34) me paroît meilleur, puisque
les malades ont ordinairement de la répugnance à l'avaler, à cause de son odeur
qui est très - désagréable. Les frictions
faites avec une pommade d'assa-fœtida,
dissoute dans le suc gastrique (35), sont
préférables.

§. CXX. *Geoffroya surinamensis* (36).
L'écorce de cette plante a été, dans ces
derniers temps, recommandée contre les
vers ; et en effet j'en ai fait usage plusieurs
fois, et j'ai reconnu son efficacité contre
les Lombricoïdes et les Ascarides vermiculaires. Je l'ai donnée en poudre et en
extrait ; l'usage de la décoction me semble
cependant préférable (37).

§. CXXI. *Juglans regia* (38). Avec l'é-
corce verte de la noix, l'on fait une décoction, une infusion, un extrait et un
rob (39), qui tous jouissent d'une vertu
corroborante, astringente et vermifuge,

comme le prouvent les observations d'*Andry* (40) et de *Fischer* (41).

Il y a long-temps que l'on a observé que l'huile est nuisible aux insectes; ceux même que la chaleur fait revivre après avoir été submergés dans l'eau, sont tués s'ils ont été submergés dans l'huile, ou s'ils y sont enveloppés. *Redi* et *Malpighi* ont fait plusieurs expériences sur cet objet, et il en résulte que l'huile ferme tous les vaisseaux aériens qui sont, dans ces petits animaux, très-nombreux, et se distribuent dans presque toutes les parties de leur corps. D'après ces vues, les huileux ont été recommandés comme des vermifuges, et l'huile de noix a été particulièrement vantée par *Andry* (42), et par d'autres médecins français (43); ils la mêlent avec le vin (44), et les croient les plus actives et plus efficaces.

§. CXXII. *Laurus Camphora* (45). Le principe volatil est un excitant diffusible propre à corroborer les nerfs et à calmer les spasmes, ce qui le rend très-efficace dans les affections vermineuses, comme il a été démontré par *Pringle* (46). L'illustre *Moscati* préfère généralement le camphre aux autres vermifuges , pour expulser les Lombricoïdes. On en dissout un demi-gros dans une livre d'eau , en y ajoutant un gros de gomme arabique , et on en donne ce mélange par petites cuillerées. L'on dissout une plus grande quantité de camphre dans une égale quantité d'eau , et , avec quelques onces de cette dissolution , unies à parties de lait tiède , l'on prépare des lavemens qui sont également efficaces chez les enfans. Comme l'on a à craindre , dit l'illustre *Palleta* (47) , qu'en faisant usage des seuls lavemens camphrés , les Lombricoïdes ne se retirent vers la partie supérieure des intestins grêles , ou vers l'estomac , les lavemens camphrés doivent être seulement mis en usage chez les enfans qui ont une répugnance extrême à prendre par la bouche les médicamens , parce que le camphre étant très-volatil pénètre bientôt jusqu'à l'estomac , et tous les viscères s'abreuvent de son odeur pénétrante ; il se communique encore à la bouche et à la respiration , de manière que les Lombricoïdes en sont presque ivres et asphixiés. L'emploi du camphre a aussi l'avantage précieux de combattre la prédisposition au développement des germes vermineux. Je m'en suis toujours servi avec le plus grand succès ; je ne saurois trop en recommander l'usage aux praticiens dans les affections vermineuses (48), soit de la manière mentionnée , soit préparé d'une autre manière, ou combiné avec d'autres remèdes (49).

§. CXXIII. *Polypodium Filix mas* (50). De tous les temps on a vanté la vertu vermifuge de cette plante, qui est d'une saveur désagréable, mucilagineuse, douce, stiptique et amère. On l'a recommandée contre les vers , et principalement contre les *Taenia* et les Lombricoïdes. *Théophraste* , *Eresius* (51) , *Galien* (52), *Pline* (53), en ont prescrit l'usage à la dose d'un gros , et même deux et trois , en poudre, dissoute dans l'eau, comme le conseille *Wendt* (54). La poudre de la racine de fougère mâle étant le remède principal du spécifique de *Nouffer*, proposé comme infaillible contre les *Taenia* (55) ; il faut savoir que cette racine, conservée pendant long-temps, perd sa vertu.

§. CXXIV. *Spigelia anthelmia* (56), L'herbe et la racine de cette plante indigène dans les Indes occidentales, dont *Linné* nous a laissé une description très-exacte (57), jouissent, comme l'opium, d'une vertu narcotique. Chez les Indiens elle est vantée comme efficace contre les vers, et *Brown* a été le premier à faire connoître son utilité à l'Europe (58); ensuite *Rosenstein, Bergius*, et *Dahlberg* la mirent en vogue en Russie et en Suède. Je l'ai aussi plusieurs fois ordonnée avec le plus grand succès. On l'ordonne en poudre à la dose de dix, douze grains, matin et soir pour les enfans, et d'un demi-gros, et même d'un gros pour les adultes. Avec l'herbe l'on fait une infusion, ou une décoction (59); l'extrait n'a pas encore été mis en usage.

Linning, célèbre médecin de Charlestown, substitua au *Spigelia anthelmia* le *Spigelia marilandica* (60), autre plante qui croît dans la Caroline méridionale (61), qui, suivant *Bergius*, doit être plus efficace que la précédente. *Arnemann* attribue la vertu vermifuge seulement à la racine (62) ; et celle-ci réduite en poudre, est prescrite dans le lait, en commençant pour les enfans à la dose d'un demi-scrupule. L'usage de toutes ces poudres rend le plus souvent le ventre constipé ; aussi les praticiens conseillent de tenir le ventre libre, en administrant, au malade, tous les trois jours, un ou deux grains de muriate mercuriel doux, combiné avec une dose convenable de rhubarbe.

§. CXXV. *Tanacetum vulgare* (63). *Hoffmann* a employé avec succès la semence de tanaisie contre les vers. Plusieurs autres médecins l'ont beaucoup vantée, et particulièrement *Rosenstein* (64) qui avoit coutume de l'unir à d'autres préparations anthelmintiques (65). L'on prescrit la semence en poudre à la dose d'un à deux ou trois gros, dans une livre d'eau, en infusion.

§. CXXVI. *Valeriana officinalis* (66). L'huile volatile qui est contenue dans la racine de cette plante a une odeur de bouc, et une saveur amère aromatique; ce médicament est un des meilleurs excitans que puisse vanter la médecine. Dans toutes les affections nerveuses asthéniques. Elle produit des effets qui ne sont point équivoques, et, le plus souvent, elle agit plus qu'une quantité de remèdes que l'on vante comme avantageux dans ces maladies. Les praticiens l'ont regardée également comme utile dans les affections vermineuses, et particulièrement dans les sympathiques qui en dépendent, telles que l'épilepsie, la danse de St. Wit, etc. Dans le fameux électuaire de *Storck* (67), la poudre de la racine de valériane officinale, appelée valériane sauvage dans les pharmacies, est l'ingrédient le plus actif (68); la dose doit être proportionnée à l'âge, au tempérament et au degré de foiblesse du malade. On la prescrit ordinairement sous des formes différentes, et uni à d'autres remèdes.

§. CXXVII. *Veratrum Sabadilla* (69). Cette plante croît dans le Mexique. Les semences avec les capsules, pulvérisées ensemble, sont en usage depuis un temps immémorial parmi les pauvres pour détruire les insectes qui, par le défaut de linge nécessaire, demeurent et se multiplient dans les différentes parties extérieures du corps. *Loeser* (70) a été le premier à admettre cette plante parmi les anthelmintiques; et l'on voit que *Schmucker* (71) l'employa avec succès dans les dyssenteries vermineuses épidémiques, et dans le cas de *Taenia*, où le remède de *Nouffer* avoit été inutile. Ses essais, différemment multipliés, le portèrent à conclure que les semences de la *Cévadille* produisent les effets désirés, et que leur usage n'est suivi d'aucun accident funeste. *Schmucker* les prescrivoit en poudre, à la dose d'un demi-scrupule, mêlées avec un peu de sucre et quelques gouttes d'huile de fenouil, prises pendant quatre jours, en ordonnant au malade de boire après, une infusion de fleurs de camomille; au quinzième jour il portoit la dose à quinze grains, et avec du miel, il en formoit des pilules : tous les cinq jours il y joignoit l'usage d'un purgatif. C'est de cette manière qu'il administroit ce remède aux adultes. Pour les enfans il suivoit la même méthode, excepté que la dose de la poudre des semences n'étoit que de deux, quatre ou six grains au plus, mêlés au sirop de rhubarbe. Dans le cas d'Ascarides vermiculaires, il rendoit ce traitement plus actif, moyennant quelques lavemens d'une décoction de semences de *Cévadille*, en y ajoutant une égale portion de lait. *Herz* (72) a répété les expériences de *Schmucker*, et a obtenu les mêmes succès. Cependant il résulte, des observations d'*Odhelius* (73), que la vertu des vermifuges de *Schmucker* doit plutôt être attribuée à l'usage combiné du jalap et du muriate mercuriel doux, donnés ensemble comme purgatifs. De quelque manière que puisse agir l'efficacité de ce remède, il est bon de savoir que les semences de la *Cévadille* contenant un principe vénéneux, caustique, et d'une saveur excessivement âcre et brûlante, leur usage interne doit être donné avec beaucoup de circonspection, parce qu'il peut être facilement suivi d'accidens très-funestes, et même de la mort (74).

§. CXXVIII. L'aloës, la rhubarbe, la

gratiole officinale, la gomme gutte, la camomille, et particulièrement le diagrède sulfuré, et d'autres semblables, sont aussi des remèdes communément usités pour expulser les vers. Je n'en ai point parlé en particulier, parce que de tels drastiques étant combinés avec d'autres remèdes et vermifuges, pris des végétaux ou des minéraux, ne peuvent pas en bonne logique être directement placés dans la classe de ces médicamens, dont nous nous servons pour expulser les vers du corps, et pour prévenir le développement de la semence vermineuse (*).

(*) Nous devons au citoyen *Charpentier Cossigni*, membre de la Société académique des sciences de Paris, des détails très-intéressans sur le suc du papayer (*Carica Papaya*) employé par lui avec le plus grand succès contre les maladies vermineuses, aux îles de France et de la Réunion. Cet arbre est très-commun dans la plupart des pays chauds; il vient sans soins et sans culture et se multiplie de lui-même; il est uni-sexe. Cependant on voit quelquefois des individus mâles porter des fleurs hermaphrodites et des fruits qui sont moins gros, moins renflés, moins allongés que ceux de femelles, aussi bons, et donnant des graines fécondes.

Pour retirer le lait du fruit, il faut qu'il soit vert

Vermifuges minéraux.

§. CXXIX. *Ammoniac.* Parmi les

et fraîchement cueilli ; on le pique avec un épingle, on l'incise longitudinalement ; il rend un lait que l'on recueille et qu'on fait prendre frais et à jeun au malade. C'est le plus puissant de tous les vermifuges. On prétend même qu'il tue le *Tænia cucurbitain*, qui est commun dans l'île. Quelques personnes le croient corrosif, parce qu'il a occasionné, dans le principe, des coliques suivies d'érésipèles ; mais on a reconnu que la dose administrée étoit trop forte. On en a diminué l'activité et le danger en le mêlant avec de l'eau bouillante, en dose triple et quadruple, et en faisant avaler ce mélange au malade, après l'avoir agité un moment avec une cuillère ; alors il n'a plus causé les accidens dont j'ai parlé. Il y a des colons qui assurent que ce remède peut être administré sans addition et sans inconvénient, dans tous les âges : ils avoient cependant remarqué que ce remède, pris à grande dose, peut occasionner une légère inflammation à l'anus ; mais ils ajoutent qu'on la dissipe dans un jour ou deux, par le moyen des lotions d'herbes émol—lientes.

On a essayé de le mêler au sucre ou au miel ; on pré—tend que cette addition en diminue beaucoup l'efficacité.

Au reste, continue le cit. *Cossigni*, les preuves de la vertu puissante de ce remède sont déjà très—nombreuses sans qu'il en ait résulté d'accidens, quoiqu'on ait essayé de l'administrer en grande dose. Ce qui rend le remède

remèdes les plus efficaces pour expulser

précieux c'est qu'une seule dose suffit ordinairement pour tuer tous les vers du malade, quelque grande qu'en soit la quantité.

On donne aux enfans de six à huit mois, et même d'un an, une cuillerée à café de lait de papayes, mêlé et battu avec trois cuillerées d'eau bouillante, ou de lait de vache bouillant : celui-ci a la propriété de tempérer l'action du remède. On donne aux enfans de cinq, six et sept ans, une cuillerée à bouche de lait de papayes, mêlé à trois cuillerées d'eau bouillante ; et à ceux de douze et quatorze ans, et au-dessus, deux cuillerées du même lait, mêlé à six d'eau bouillante au plus.

Trois heures après avoir pris le remède, on fait prendre au malade de l'huile de Palma christi, (ricin) pure, en proportionnant la dose, à l'âge, au sexe et aux forces du malade, afin d'expulser les vers morts, dont le séjour dans les intestins pourroit être nuisible, etc.

Les graines de la papaye, desséchées et pulvérisées, administrées eu substances, sont anthelmintiques ; leur décoction et celle des racines n'occasionnent ni nausées, ni maux d'estomac, ni coliques ; elles ont un peu de fadeur, et ne sont pas purgatives.

Notre collègue *Cossigni* a remarqué de plus que le lait des papayes venues dans un terrain sec et dans une exposition chaude, est plus actif que celui des papayes venues dans des circonstances contraires, et que le lait des premières se desséchoit mieux, plus promptement, et plus complètement que celui des terrains humides et

les vers des intestins, *Bloch* (75) admet le

moins chauds. *Voyez*, pour de plus amples détails, l'ou-
vrage de notre collègue *Cossigni*, intitulé : *Moyens
d'Amélioration et de Restauration proposés au
Gouvernement et aux habitans des colonies*, chez
Delaplace, libraire, rue Pavée-Saint-André-des-
Arts, n°. 22.

Au surplus, nous devons prévenir que les essais faits
en France du suc de papayes par les professeurs *Corvisart*
et *Leroux*, conjointement avec le docteur *Graperon*,
n'ont eu aucun succès. Ces expériences ont été répétées
par le docteur *Alibert* et le cit. *Calvet*, neveu, à l'hospice Saint-Louis. Quatre enfans, âgés d'environ cinq à
six ans, tourmentés par des vers, prirent, pendant quatre
jours de suite, le suc de papayes concret à la dose de
deux gros et de la manière indiquée plus haut, sans
produire l'effet attendu. Le docteur *Alibert* donna, le
cinquième jour, l'oxide d'étain à la dose de trois grains,
combiné avec une suffisante quantité d'extrait de genièvre, et trois des jeunes malades rendirent plusieurs
Lombricoïdes.

Pour rendre complète l'histoire de la papaye, il nous
manquoit une analyse exacte sur ses diverses préparations ; le cit. *Cadet Gassicourt*, chimiste distingué, nous
a fourni cet intéressant travail. « Le cit. *Vauquelin*,
» qui a déjà fait cette analyse, a trouvé, entre le suc con-
» cret et quelques substances animales, des analogies
» fort curieuses. Non-seulement il y a remarqué une
» assez grande quantité de phosphate de chaux, mais
» il en a séparé une substance blanche, assez semblable

muriate d'ammoniac combiné avec la rhu-

» à une graisse animale. M^r. *Roch*, chirurgien de l'Ile-
» de-France, m'a remis plusieurs échantillons de ce suc
» évaporé et une bouteille de papayes liquides. Comme
» le cit. *Vauquelin* n'avoit opéré que sur le suc concret,
» j'ai pensé qu'il seroit intéressant d'examiner cette
» matière dans son état liquide. La bouteille qui la
» renfermoit, bien bouchée et goudronée, n'étoit pas
» pleine, lorsque je la débouchai ; le bouchon en fut
» chassé avec force : j'examinai le gaz qui s'en déga-
» geoit ; c'étoit de l'acide carbonique. La liqueur
» blanche et opaque, comme du lait, exhaloit une
» odeur insupportable, assez analogue à l'assa-fœtida,
» mais plus vireuse et plus nauséabonde. Cette odeur
» diminuoit peu à peu d'intensité. Ce lait rougissoit
» fortement la teinture de tournesol, ce que ne fait
» point la dissolution aqueuse du suc concret. Sa fadeur
» étoit âcre et laissoit dans la bouche un arrière-goût
» sucré. Le suc concret n'a point la même âcreté.

» Le lait de papayes filtré, passe transparent et
» verdâtre comme du petit lait clarifié ; il laisse sur le
» filtre une matière blanche, caillebotée, d'une fadeur
» sébacée, insoluble dans l'eau chaude ou froide, brouis-
» sant à l'air, se boursouflant sur les charbons et ana-
» logues à la matière caseuse.

» Le suc concret distillé à feu nu dans une cornue de
» verre a donné une grande quantité de carbonate
» d'ammoniac cristallisé, une huile fétide, et il s'est
» dégagé beaucoup de gaz acide carbonique et d'hydro-
» gène, carboné. Il est resté dans la cornue un charbon

barbe ou la racine de jalap (*). Il conseille

» volumineux, brillant comme celui d'une matière
» animale. Le charbon incinéré a donné du phosphate
» de chaux et de la chaux.

» J'ai fait distiller au bain de sable, et à un feu très-
» doux, du suc de papayes liquide ; la liqueur s'est coa-
» gulée ; il est passé au flegme insipide n'ayant aucune
» propriété acide. J'ai arrêté la distillation, et j'ai filtré
» la liqueur de la cornue pour en séparer la matière
» concrète. Cette liqueur étoit beaucoup plus acide
» qu'auparavant. J'en ai saturé une portion par la
» potasse ; j'ai fait évaporer, et j'ai versé de l'alkool qui
» a dissous un peu de matière extractive et sucrée sans
» toucher au sel qui s'étoit formé. Le sel, examiné, m'a
» présenté tous les caractères du malate de potasse.
» Exposé à l'air, il en attiroit promptement l'humidité,
» et précipitoit également le nitrate de mercure, de
» plomb et d'argent.

» Une autre portion de la liqueur acide, et provenant
» de la même distillation, a été traitée par l'alkool,
» qui m'a séparé une matière blanche, entièrement
» soluble dans l'eau, précipitant par l'acétite, et par les
» nitrates de plomb et de mercure, faisant une espèce
» de vernis sec et brillant lorsqu'on l'appliquoit à la
» surface des corps, acquérant par dessication la
» transparence, l'aspect et la saveur des gommes. Trai-
» tée par l'acide nitrique, cette matière ne donne point
» d'acide oxalique ; c'est du malate de chaux parfai-
» tement semblable à celui qu'on obtient en versant de
» l'alkool dans du suc clarifié de joubarbe ; enfin j'ai

d'en prescrire un scrupule avec un demi-

» précipité une troisième portion de la liqueur acide
» par l'acétite de plomb ; j'ai traité le précipité par
» l'acide sulfurique étendu d'eau , et j'ai obtenu pour
» résultat de l'acide malique : l'alkool versé dans la dis-
» solution filtrée du suc concret opère la même préci-
» pitation de malate de chaux.

» J'avois d'abord pensé que l'acide malique , qui
» existoit en si grande quantité dans le lait de papayes ,
» pourroit être dû au commencement de fermentation
» que le suc avoit éprouvé ; mais en retrouvant dans le
» suc concret le même acide uni à la chaux, je l'ai
» regardé comme un des principes constituans de cette
» matière végétale.

» La matière blanche et concrète qui donne au suc de
» papayes l'apparence laiteuse n'a point , comme on
» l'avoit cru , les caractères de l'albumine pure , ou de
» la fibrine , mais bien ceux du caillé ou fromage. Elle
» se comporte, comme lui, avec les acides, avec les
» alkalis et à la distillation ; la présence de la matière
» caseuse dans un végétal ne doit point étonner.
» *Proust* l'avoit déja trouvé dans les émulsions des
» amandes.

» C'est cette matière concrète qui fournit à l'analyse
» le phosphate de chaux et le carbonate d'ammoniac,
» ce qui la rapproche infiniment des matières animales.
» Ainsi le suc de papayes liquide, ou le suc concret
» dissous, présentent également deux substances remar-
» quables. La première retenue par le filtre est de la
» matière caseuse mêlée sans doute d'une légère portion

scrupule de l'une ou de l'autre racine toutes les demi - heures. Une pareille dose doit être modifiée suivant l'âge, les forces du malade, et l'état dans lequel se trouve l'estomac. *Hirschel* (76) affirme avoir obtenu par cette méthode la guérison d'un malade qui étoit incommodé depuis très-long temps par un *Taenia*, et qui, pour s'en délivrer, avoit pris inutilement plusieurs autres remèdes très - vantés. J'ai employé avec le plus grand succès dans le cas de Lombricoïdes, particulièrement lorsqu'ils affectent les enfans, les gouttes anthelminthiques du docteur *Hartmann*, dans lesquelles le carbonate d'ammoniac liquide anisé se trouve combiné à l'assafœtida et à une essence amère (77).

§. CXXX. *Barite*. Le muriate de ba-

» d'albumine; la seconde est une dissolution de malate
» de chaux avec excès d'acide malique pour le suc
» liquide naturel ; sans excès d'acide pour le suc
» concret. »

(*) Notre confrère *Duval*, aussi recommandable par son savoir, que par sa moralité, a employé dans sa pratique, avec le plus grand succès, ce remède contre les Lombricoïdes.

(Note des Traducteurs.)

rite, préparé avec toutes les précautions indiquées par les chimistes modernes, est un remède doué d'une force très - excitante, qui porte principalement ses effets sur le système des vaisseaux lymphatiques. A cause de cela, ce sel a été employé avec le plus grand succès, dans les maladies scrophuleuses par *Crawford* (78), et par *Clark* (79) dans les tumeurs chroniques et rémittentes, par *Altholf* (80) dans les squirosités, dans les engorgemens des glandes du mésentère, dans les tubercules des poumons, dans l'asthme pituiteux, dans les hydropisies ; et dans d'autres maladies semblables, par le célèbre *Huteland* (81) et par moi. L'illustre *Huteland*, *Westrumb* (82), *Bernigau* (83) et *Kloths* ont employé le muriate de barite dans les affections vermineuses avec un si grand avantage, que, suivant eux, il n'y a point de remède plus puissant que celui-ci, pour expulser des intestins les Ascarides vermiculaires. Cependant (*) ce

(*) Le docteur *Elzear Roux*, a guéri deux soldats du *Tænia* avec les pilules de muriate de Barite ; nous regrettons de ne pouvoir joindre ici les deux observa—

remède ne convient point dans les cas où
le système lymphatique est irrité , surtout
lorsqu'il est prédisposé à l'inflammation ,
comme on l'observe souvent dans les maladies , même de diathèse asthénique ,
comme on peut le voir dans les sages réflexions de *Darwin* (85). Le plus souvent
l'on prescrit le muriate de barite , dissous
dans l'eau : cependant on peut encore
l'ordonner en poudre et en pilules.

§. CXXXI. *Du fer.* Ce métal , préparé
suivant les procédés pharmaceutiques ,
est un des meilleurs toniques pour l'estomac. C'est en vertu de cette propriété
médicale que les praticiens ont attribué
à la limaille de fer la vertu anthelmintique , et non pas en raison de l'âpreté
de ses parties, comme quelques personnes
l'ont prétendu. Dans les ouvrages de
Wedel (87) , de *Welthoff* (86) et de *Van-
Doeveren* (89) , on lit plusieurs observations de vers expulsés de l'estomac et des
intestins , moyennant l'usage de huit ou

tions que cet estimable médecin vient de nous communiquer.   (*Note des Traducteurs.*)

dix grains de limaille de fer , mêlée à égale partie de rhubarbe , pris deux ou trois fois par jour. *Darluc* (90) parvint même à expulser un *Taenia* avec la limaille de fer ; il le recommande encore beaucoup dans les coliques occasionnées par les vers. La limaille de fer, mêlée à la canelle et à la magnésie, prévient les rots et les flattuosités qui incommodent quelquefois les malades après avoir fait usage de la limaille de fer. Il paroît probable que plusieurs particules de fer , pas encore dissoutes dans les premières voies , passent dans le système vasculaire qu'elles excitent et fortifient (*). C'est probablement de là que dépend la meilleure couleur, qu'acquièrent en très - peu de temps les personnes qui en font usage. Ce remède est donc aussi propre à prévenir la diathèse morbifique qui favorise le développement des germes vermineux.

(*) N'est-ce pas à la grande tendance que le fer a de se combiner avec l'oxigène que l'on doit attribuer sa vertu tonique et excitante ?

(*Note des Traducteurs.*)

Le *sulfate de fer* est rangé parmi les préparations qui , suivant *Rosenstein* (91),
conviennent le mieux dans les affections vermineuses. Il est doué d'une
plus grande force astringente que le fer ;
aussi il est plus efficace dans les cas où
il faut modérer les excrétions muqueuses
des intestins et corroborer les parties re-
lâchées. On le prescrit aux enfans à la
dose de deux , quatre , dix grains , et aux
adultes depuis un demi - gros jusqu'à un
gros , ou mieux encore mêlé au kinkina ,
à la valériane , au jalap , à la fougère mâle ,
au semen-contra , à l'assa-fœtida , au rob
de noix , etc. (92) A un enfant attaqué par
des convulsions spasmodiques occasionnées par des vers , je prescrivis une masse
de pilules (93), d'une manière analogue
à celle de *Fuller :* les vers furent promptement expulsés du tube intestinal , les
convulsions se calmèrent presque dans
l'instant , et le malade fut guéri.

Les eaux acidulées avec du fer (94) et
mieux encore les eaux martiales (95) , tant
recommandées par les praticiens , pour
traiter et guérir les affections vermineuses,

jouissent de cette propriété médicale en raison du fer qu'elles tiennent en dissolution, et unis à d'autres substances astringentes qui fortifient et corroborent l'estomac , les intestins et toutes les autres parties de la machine animale (*).

§. CXXXII. *Mercure.* Plusieurs illustres médecins (96) ont attribué au mercure la propriété de dissoudre et atténuer les mucosités des intestins et de tuer les vers qui y existent. D'après cela ils ont recommandé sans bornes les décoctions du mercure, comme un remède très - actif dans les maladies vermineuses. Une pareille pratique a donné lieu à des discussions dont il est inutile de parler ici. Je dirai seulement que le mercure non oxidé n'a aucune faculté irritante sur notre corps , excepté celle qui dérive de son poids et de son mouvement continu , ainsi que de la facilité avec laquelle il s'oxide, quand il a été introduit dans l'estomac et dans

(*) *Voyez* dans l'ouvrage du docteur *Marie de Saint-Ursin*, intitulé *l'Ami des Femmes*, pag. 238, la manière de faire usage des eaux minérales artificielles.
(*Note des Traducteurs.*)

le tube intestinal , et sa dernière propriété tend plutôt à affoiblir qu'à fortifier et à exciter la machine humaine (97). Cela posé, l'on voit clairement que les décoctions de mercure , et même le mercure introduit dans notre corps, ne sont point utiles contre les maladies vermineuses , quoiqu'on en ait vanté l'usage (98) : encore moins peuvent - ils être adoptés dans le traitement des vers. Les personnes qui travaillent dans les mines de mercure d'Almada, en Espagne, sont plus sujettes aux vers et aux affections vénériennes qu'à toute autre maladie. Quoique ces individus , et particulièrement ceux qui fondent le mercure , en absorbent une quantité si énorme , que quelquefois les petits globules de ce métal sont évacués avec les excrémens (99). C'est aussi la même chose chez les personnes employées dans les mines de Lydria et dans les laboratoires de Chemnitz, en Hongrie , et de Freyberg , en Saxe , où l'on pratique l'amalgation avec le mercure pour purifier l'or et l'argent : dans ces endroits j'ai vu , pour ainsi dire , les affections vermineuses endémiques ; les ouvriers sont toujours plongés dans l'humidité, mal nourris et mal habillés, et enfin ils vivent dans une constitution propre à favoriser les maladies asthéniques, et par conséquent propre à favoriser le développement des germes vermineux. Mais passons à des faits positifs. *Monck* a fait une série d'expériences pour déterminer la quantité de mercure qui étoit dissous dans l'eau lorsqu'on le fait bouillir pour en préparer une décoction ; et d'après résultats obtenus, il assure avec certitude que l'eau ne tient en dissolution que la plus petite portion de mercure ; que la plus grande portion de la dissolution est chargée de particules de plomb et de substances étrangères que l'on trouve ordinairement unies au mercure. Outre cela, *Rosenstein* a administré le mercure dans plusieurs cas, jusqu'à produire la salivation, sans pouvoir expulser un seul ver (*). Instruit

(*) Notre condisciple, le docteur *Cuchet*, nous a assuré avoir employé la décoction de mercure avec le plus grand succès, sur deux enfans tourmentés par les Lombricoïdes. Le professeur *Fourcroy* en recommande

de ces observations et de quelques autres qui me sont particulières, je pense que l'on ne doit regarder le mercure non oxidé comme vermifuge que lorsqu'il a été trituré avec d'autres médicamens appropriés. On l'administre anx malades incommodés par les vers sous la forme d'électuaire ou de pilules (100).

Le mercure, donné à l'état d'oxide, agit sur les solides comme un puissant excitant, puisque, par son usage, le pouls acquiert une grande force, et que les excrétions et les secrétions sont augmentées. C'est de cette manière que plusieurs oxides de mercure ont été très-efficaces pour expulser les vers, et pour guérir les affections vermineuses. Parmi ceux-ci, l'on doit préférer le muriate de mercure doux, le muriate ammoniacal de mercure, le sulfate de mercure, administré en poudre, en bols ou en pilules (101), etc. Le soufre combiné avec le mercure et trituré en-

aussi l'usage dans son *Cours de Chimie* à l'Ecole de Médecine de Paris.

(*Note des Traducteurs.*)

semble, a été trouvé aussi utile dans les cas mentionnés ; aussi le mercure sulfuré noir a été donné depuis un grain jusqu'à dix, deux fois par jour (102). Dans l'administration des préparations mercurielles, il faut cependant faire attention qu'elles provoquent facilement la salivation, ce qui contribue à affoiblir les forces de l'estomac et des intestins , et produit quelquefois des effets contraires à ceux que l'on attend. Aussi on doit en mesurer la dose en l'augmentant insensiblement, et suspendre la préparation mercurielle aussitôt que le malade commence à éprouver un sentiment de chaleur aux gencives, comme j'ai coutume de le pratiquer dans le traitement des maladies vénériennes universelles (103).

§. CXXXIII. *Pétrole.* A Montpellier, le pétrole est fameux contre les vers ; il est communément appelé huile de pierre, huile gabien, pétrole rouge, naphto-pétrole. Le docteur *Hasselquist* affirme également que dans l'Egypte (*) le *Taenia*

(*) Le docteur *Larrey*, qui a si bien décrit les

étant commun , les habitans s'en délivrent moyennant le pétrole pris dans l'eau
à la dose de vingt à trente gouttes chaque fois (104). Un médecin ayant fait
prendre inutilement pendant l'espace de
quatorze semaines plusieurs médicamens
à un homme incommodé par le *Taenia* ,
lui ordonna un demi-gros de pétrole mêlé à
une égale dose d'huile de thérébentine pour
être divisé en trois doses : le malade , déjà
ennuyé des médicamens, ne le prit qu'avec
la plus grande répugnance , et les trois
dosee à la fois afin qu'on ne lui en fît plus
aucune mention. A l'instant il fut délivré
de tout le *Taenia.* Quelque temps après, le
même médecin prescrivit à une femme
trente gouttes de cette huile pour être
prises le matin et quarante autres gouttes
l'après-midi , et elle fut bientôt délivrée
d'un ver de la longueur de neuf bras (environ douze mètres) (105). Le pétrole est
un remède très - excitant et beaucoup

maladies d'Égypte , nous a assuré que le *Tænia* s'y ob-
servoit rarement ; que les habitans et les médecins du
pays ne connoissoient point le Pétrole.

(Note des Traducteurs.)

échauffant : on l'administre mêlé avec quelque sirop , ou avec d'autres remèdes doués d'une force excitante anti-spasmo-dique (107), à la dose de dix , vingt , trente gouttes. *Vicat* est arrivé peu à peu jus-qu'à la dose de cent gouttes. plusieurs praticiens en conseillent l'usage externe dans les cas de douleurs du bas-ventre occasionnées par les vers. A cet effet , l'on prescrit des frictions sur toute la région du bas-ventre avec le pétrole tout seul ou mêlé à la bile de bœuf , comme *Mellin* le conseille : de cette manière il est plus pé-nétrant et en même temps plus actif.

§. CXXXIV. *Muriate de soude.* La force stimulante de ce sel facilite la digestion des alimens , dissout et atténue les mucosités réunies dans l'estomac et dans le canal intestinal, provoque de légères selles, s'op-pose à la putréfaction des parties ani-males, fortifie la cohésion des fibres : ce qui a rendu ce sel non - seulement nécessaire pour l'assaisonnement journalier de nos mets , mais aussi très-utile dans plusieurs affections asthéniques, et particulièrement dans celles qui attaquent le système des

vaisseaux lymphatiques: telles sont le scor-
but (108), les constipations alvines (109),
les obstructions des viscères et des glandes
de l'abdomen (110), les scrofules (111), etc.
Aussi le muriate de soude doit être nuisible aux vers, comme en effet il a été
observé par *Heberden* (112), et par
Rush (113), qui l'ont administré dans
cette occasion avec succès, soit en l'ajoutant aux alimens journaliers en plus grande
quantité qu'à l'ordinaire, soit en le prescrivant seul à grande dose à jeun.

§. CXXXV. *Etain*. Depuis *Paracelse*,
on attribue à l'étain la faculté d'expulser
les vers des intestins. Dans le siècle
passé, l'écossais *Alston* (114) commença
à en faire usage avec le plus grand
succès, non-seulement contre les Lombricoïdes, mais aussi contre les *Taenia*:
d'autres médecins d'un grand nom (115)
le recommandèrent aussi comme un des
plus forts et plus puissans anthelmintiques,
comme nous le dirons dans la suite (*) (116).

(*) Le docteur *J. L. Alibert*, dit dans son excellent
Cours de Matière Médicale, que l'oxide d'étain est

§. CXXXVI. *Zinc.* Dans les affections convulsives, épileptiques, hystériques, on a souvent ordonné avec avantage l'oxide de zinc sublimé, comme on le voit dans les observations des praticiens, notamment dans l'ouvrage de *Hart* (117). On a aussi fait usage de ce remède dans les affections convulsives occasionnées par les vers, et même avec quelque succès, suivant les expériences du docteur *Martini* (118), de *Monck* (119) et de *Storke* (120). On l'ordonne aux enfans à la dose d'un demi-grain, d'un grain et même de deux, dans une petite quantité de sucre, deux à trois fois par jour. Pour les adultes on en augmente la dose en proportion de l'âge et de l'irritabilité de l'individu. Il est très-utile dans le traitement des Ascarides vermiculaires (121).

§. CXXXVII. *Soufre.* La propriété du

un des plus puissans remèdes contre le *Tænia.* Il le donne aux enfans à la dose de trois grains dans une quantité suffisante d'extrait de genièvre Pour les adultes, il se sert de muriate d'étain en lavement : on ne doit donner ce dernier qu'avec beaucoup de précaution, parce que c'est un violent poison.

(*Note des Traducteurs.*)

soufre est de tuer les insectes qui vivent dans les différentes parties de notre corps. L'on a remarqué que la combinaison du soufre avec le mercure , nous offre un excellent remède contre les vers (122). L'on obtient le même effet avec le sou-fre sublimé , administré à la dose de dix, de vingt grains, d'un scrupule et même d'un demi - gros , etc. On l'unit aussi au camphre ou à l'assa-fætida, pour en former des pilules. *Tissot*, *Van-Swieten*, *Van-Dœverenn*, l'ont mis en usage contre les vers avec le plus grand succès. Les personnes prédisposées aux vers se trouvent bien de l'usage des eaux sulfurées froi-des (123), et se garantissent, par ce moyen, des affections qu'ils occasionnent.

II. TRAITEMENT DES TAENIA.

§. CXXXVIII. La difficulté que l'on rencontre pour expulser les vers du tube intestinal est souvent très-grande. La longueur énorme de ces vers (124), et surtout leurs diverses circonvolutions dans les intestins grêles , sont la cause qu'on ne peut les expulser sans que le malade n'en souffre. Nous manquons d'un spécifique pour les tuer sans altérer l'estomac et les intestins ; si l'on arrivoit à pouvoir obtenir ce remède , ils seroient facilement dissous et expulsés avec les matières fécales , parce qu'une fois morts, ils ne se raccrocheroient plus à la membrane muqueuse qui tapisse le canal alimentaire. Les *Taenia* humains armés en s'insinuant avec une plus grande force dans la substance des intestins , sont plus difficiles à être expulsés que le *Taenia* sans armes (125). Aussi les symptômes morbifiques qu'ils occasionnent étant par conséquent plus graves et plus violens (126), demandent des secours plus prompts et plus efficaces.

§. CXXXIX. Les principaux remèdes dont les praticiens font usage pour expulser les *Taenia* sont tirés de la classe des évacuans les plus forts , et de la classe des excitans les plus vigoureux : le nombre en est grand , parce que plusieurs ont été fréquemment inefficaces. Il faut remarquer à cet égard qu'il convient d'adapter la prescription des remèdes à l'âge, au tempérament et à la prédisposition morbifique vers laquelle incline et penche l'individu incommodé par le *Taenia*, en un mot, à l'excitement de son organisme. Chez un individu affecté du *Taenia*, et qui est médiocrement fort, et a une tendance à l'asthénie, on peut aisément expulser le ver qui le tourmente par un simple évacuant, ou un drastique composé. Au contraire, un individu attaqué du *Taenia*, et d'une constitution cachectique, enfin prédominé par la diathèse asthénique et disposé aux maladies qui en dérivent, sera sûrement guéri, moyennant un traitement excitant proportionné à l'état de foiblesse de son corps. Cela posé, l'on comprend très-bien comment plusieurs malades ont été guéris en faisant usage du tartrite de potasse antimonié (127), du sulfate de soude (128), du nitrate de potasse (129), de la gomme gutte (130), du jalap (131), et d'autres remèdes semblables ; tandis que ces mêmes substances médicamenteuses, administrées à d'autres malades affectés aussi par le *Taenia*, ont été inefficaces et même nuisibles. Cela explique aussi pourquoi on fut obligé d'avoir recours à l'opium (132), à l'électricité (133) et à un régime excitant. Outre la différence des constitutions, la diversité des espèces de *Taenia* occasionnent, comme nous l'avons dit, une différence notable dans les succès du traitement entrepris avec les remèdes. Un léger évacuant ou un corroborant, même léger, suffisent ordinairement pour expulser les *Taenia* sans armes; au contraire, les *Taenia* armés ne se détachent le plus souvent des parois des intestins, qu'après la prescription d'un drastique puissant, qui, en irritant le tube intestinal, occasionne un mouvement péristaltique rapide et violent qui l'oblige de se détacher, ou bien par un autre remède qui agit sur ce ver avec une force tout-à-fait mécanique, comme, par exemple, l'oxide d'étain (134). C'est de la recherche profonde de ces résultats pratiques, que l'on arrive à connoître la véritable cause qui rend souvent inutile le traitement des *Taenia*, par ces composés et ces méthodes que l'on trouve vantés dans les ouvrages d'auteurs ; cependant illustres, et qui ont été répandus dans toutes les cours de l'Europe, tantôt comme des spécifiques infaillibles , tantôt comme des secrets merveilleux. C'est de cette source philosophique que l'on pourra comprendre comment , dans plusieurs cas de *Taenia* presque désespérés , l'on est arrivé à obtenir heureusement l'effet désiré , en administrant des remèdes tout-à-fait simples et communs , tels que l'ail (135) , les semences de cévadille (136), le muriate , d'ammoniac (137) , la limaille de fer (138), les oxides de mercure (139), le pétrole (140) , etc. C'est enfin de cette manière que l'on parviendra à déterminer la véritable valeur des différentes méthodes mises en vogue à différentes époques pour expulser les *Taenia* du corps humain. Je ferai mention de ces principales méthodes, qu'on dit être les meilleures, et qui en effet ont été jugées ainsi , afin que l'on aie une connoissance générale des remèdes que la médecine peut employer pour détruire un ver aussi contraire à la santé , et quelquefois très-difficile à être expulsé de l'estomac et du tube intestinal.

§. CXL. Mais, avant d'entrer dans le détail de ces méthodes, employées à différentes époques , et par différens médecins avec plus ou moins de succès , je dois faire mention de quelques préceptes de pratique , pour régler et favoriser la sortie des *Taenia* du corps d'un malade soumis au régime curatif indiqué. Aussitôt qu'une partie du *Taenia* sort de l'anus , dans le premier instant il semble une chose facile de l'extraire entièrement. Cependant les observateurs conviennent que cette opération est impossible , et je me suis plus d'une fois convaincu , en voulant la pratiquer , que lorsqu'on tire , même avec précaution , la partie du *Tœnia* déjà sortie , le malade commence à sentir dans le ventre comme un entortillement et un tiraillement , tels qu'ils le font tomber en convulsion, si l'on ne cesse de tirer ou si l'on ne coupe le ver. Quand , au lieu de le couper , on lie avec un fil de soie la portion sortie , elle se retire dans le ventre de deux jusqu'à trois bras (trois mètres dix-huit centimètres) ; mais peu de temps après il se détache de nouveau et sort par l'anus. A l'instant que le malade s'aperçoit que le ver commence à sortir par l'anus , il doit immédiatement se présenter souvent à la garde-robe et rester assis patiemment jusqu'à ce que le ver soit entièrement évacué. Le *Taenia*, roulé en peloton, est ordinairement expulsé avec les matières fécales; mais s'il arrive qu'il sorte avec difficulté, soit parce que sa tête se trouve enfoncée dans la membrane muqueuse ou dans les valvules des intestins, soit parce qu'une masse de matière muqueuse en empêche la sortie, alors le malade, tranquille sur la chaise percée, boira, à des doses répétées et fréquentes, une infusion de fleurs de camomille, ou mieux il prendra une once de sulfate de magnésie pour rendre plus fréquent le mouvement péristaltique du tube intestinal. Si après avoir pris les remèdes appropriés, le ver n'est pas évacué, ou seulement ne l'est qu'en partie, il est clair qu'il faut renouveler le jour suivant la prescription des remèdes convenables, et même en substituer de plus actifs, si les premiers employés sont inefficaces : il arrive quelquefois que le malade, prêt d'expulser le ver, après une abondante évacuation alvine,

éprouve alors une forte sensation de chaleur et une anxiété à la région précordiale,
qui se terminent par un vomissement. Dans
ce cas, il ne faut pas s'inquiéter, parce qu'on
a observé que cet accident passe promptement : le malade n'a besoin que de rester
tranquille et de flairer du vinaigre radical
(acide acétique) pour se rétablir presque
dans l'instant.

MÉTHODE DE ROSENSTEIN.

(*Eau froide et Eaux minérales.*)

§. CXLI. Nous avons déjà indiqué
ailleurs (141) que les *Taenia*, plongés dans
l'eau chaude , se meuvent et serpentent
avec vivacité , et que plongés dans l'eau
froide, ils sont presque asphixiés. *Rosenstein,* appuyé de cette observation , jugea
que les *Taenia* pouvoient être facilement
détachés en faisant boire une grande quantité d'eau froide au malade , après avoir
pris un purgatif, parce que l'eau froide
leur ôtant la force de mouvoir le cou et de
fixer la tête dans les replis des intestins ,
ils seroient expulsés hors du corps par la

violence du mouvement péristaltique, augmenté par l'action du purgatif (142). Il communiqua ses pensées à ce sujet au docteur *Darelius*, qui, quelques semaines après, lui remit un *Taenia* expulsé par cette méthode : ce *Taenia* étoit long d'environ dix-sept bras (dix-sept mètres quatre-vingt-dix-neuf centimètres) intact dans le cou, à l'extrémité duquel on voyoit la tête fournie d'une trompe et de quatre trous latéraux. Le même docteur *Darelius* guérit de cette manière plusieurs autres malades. *Lindhult* et *Sidren* ont également obtenu le même succès. *Rosenstein* remarque ensuite que si l'eau pouvoit se conserver froide une demi-heure ou une heure entière dans l'estomac et dans les intestins, ou si, la faisant boire à chaque instant, elle passoit sans séjourner dans l'estomac et dans les intestins, ce moyen ne manqueroit jamais d'agir avec efficacité sur les vers ; mais comme l'on ne peut pas toujours rencontrer ces circonstances, on devroit répéter fréquemment les boissons d'eau froide pour en obtenir avec sûreté l'effet (143).

§. CXLII. Nous avons remarqué par les

résultats communiqués par le docteur *Soa*, que le muriate de soude tue avec promptitude les *Taenia* (144); en outre la propriété vermifuge de ce sel étant confirmée par les praticiens (145), j'en conseillerois donc une forte solution dans l'eau froide, pour la substituer à l'eau simple, afin de donner plus de valeur et d'efficacité à la méthode de *Rosenstein;* l'eau de la mer refroidie pourroit très-bien servir à cet usage : l'on peut dire la même chose des eaux minérales qui tiennent en dissolution du muriate ou du sulfate de soude (146).

MÉTHODE DE MEIER.

(Gaz acide carbonique.)

§. CXLIII. Une jeune fille, incommodée dans le commencement par des attaques épileptiques, et ensuite par des coliques violentes, donna des signes non-équivoques de l'existence du *Taenia* dans le tube intestinal. Quelques légers remèdes, qu'on prescrivit furent inutiles ; et seulement après avoir mangé beaucoup de fraises qui venoient d'être recueillies , et avoir bu une tasse de lait chaud, elle eut quatre abondantes évacuations alvines accompagnées de douleurs, et dans la dernière elle évacua un morceau de *Taenia* de la longueur de trois bras (trois mètres dix-huit centimètres) (147). Le docteur *Meier* de *Erfurt* qui avoit entrepris le traitement , attribue à la quantité considérable de gaz acide carbonique qui se développe des fraises récentes aussitôt qu'elles sont introduites dans l'estomac, la cause de cette guérison , puisque la fraise ne contient aucune autre matière capable d'expulser les *Taenia.* Pour vérifier son hypothèse, il ordonna à un malade qui avoit le *Taenia* de prendre toutes les heures une cuillerée à café de carbonate de magnésie, et aussitôt après une autre cuillerée de tartrite acidule de potasse. Le malade ayant continué pendant deux jours ce traitement , évacua le troisième jour plusieurs morceaux de *Taenia*. L'on a remarqué dans cette occasion , qu'en abandonnant l'usage des remèdes mentionnés , il ne s'évacuoit plus aucun fragment de *Taenia*, et aussitôt que l'on en reprenoit l'usage, plusieurs morceaux de ces vers étoient évacués avec les matières fécales.

§. CXLIV. La propriété vermifuge du gaz acide carbonique a déjà été annoncée par *Targioni* (148), par *Hulme* (149), par *Hartmann* (150), par *Suenscke* (151), et dernièrement déterminées par une belle série d'expérience faites par le célèbre *Ingenhouz* (152). Cependant on ne peut refuser au docteur *Meier* la gloire d'avoir mis en pratique les tentatives de ces physiciens, auxquels nous avons des grandes obligations. Cette méthode est légère et agréable, et en même temps paroît propre à corroborer légèrement la machine. Aussi elle ne mérite pas d'être abandonnée, et je donnerois la préférence à l'usage du carbonate de magnésie et du tartrite acidule de potasse ordonnés de la manière indiquée par *Meier*. Les eaux minérales froides chargées de gaz acide carbonique (133) et à leur défaut, la poudre *aerofore de Wagler* (154) ou l'eau *de Selter* artificiellement imitée (155), peuvent rendre cette méthode plus efficace que celle de *Rosenstein*.

MÉTHODE DE CHABERT.

*(Huile essentielle de thérébentine et car-
bonate d'ammoniac liquide).*

§. CXLV. L'huile essentielle de thérébentine combinée avec le pétrole, a déja
été démontrée propre à expulser les *Taenia* (156). Le remède de *Chabert* consiste
dans l'huile de thérébentine distillée avec
le carbonate d'ammoniac liquide ; ce
mélange nous est assuré (157) comme
moyen très - puissant et infallible pour
expulser le *Taenia* des animaux domestiques (158). Les observations réitérées
prouvent que quoique ce remède agisse avec
activité et énergie contre les *Taenia*, il n'occasionne jamais le moindre désordre dans
le reste de l'organisme. Aussi il seroit à
désirer qu'il fût adopté par les médecins
pour expulser les *Tœnia* du corps humain,
puisque nous avons vu que l'huile essentielle de therébentine, le muriate d'ammoniac, et le carbonate même d'ammoniac liquide, sont aussi des remèdes qui ont été

employés utilement, soit contre les *Taenia*,
soit contre les Lombricoïdes et les autres
vers.

MÉTHODE DE NOUFFER.

(Racine de polipode fougère mâle.)

§. CXLVI. Vers la moitié du siècle passé
un grand nombre de personnes incommo-
dées par le *Taenia* alloient à *Morat*, en
Suisse, où madame *Nouffer*, après la mort
de son époux, continuoit à les guérir avec
promptitude et avec succès, au moyen
du secret qu'elle tenoit de son mari.
Le roi de France donna une somme
considérable pour obtenir la formule de
ce célèbre remède, et chargea les médecins *Lassone*, *Macquer*, *Lamothe*, de
Jussieu et *Carburi*, de l'examiner, et
d'en faire les essais qu'ils croiroient nécessaires. Cette commission fit son rapport, le 15 juillet de l'an 1765, et il en
résulta que le remède de *Nouffer* cor-
respondoit très-bien à la pratique, et
qu'il étoit digne de la célébrité qu'il avoit

acquise. Le roi en ordonna la publication au profit de l'humanité souffrante dans les termes suivans (159) :

Préparation des malades.

« Ce traitement n'a besoin d'aucune préparation, si ce n'est de faire prendre pour souper, sept heures après un dîné ordinaire, une soupe-panade faite de la manière suivante : prenez une livre et demie d'eau, deux à trois onces de beurre frais, et deux onces de pain coupé en petits morceaux ; ajoutez suffisante quantité de sel pour l'assaisonner, et cuire le tout à bon feu, remuant souvent jusqu'à ce qu'il soit bien lié et réduit en panade. Environ un quart-d'heure après, donnez au malade deux biscuits moyens, et un verre de vin blanc, ou d'eau toute pure, s'il ne boit pas de vin à son ordinaire. Si le malade n'avoit pas été à la garde-robe ce jour-là, ou qu'il fût resserré ou sujet aux constipations, on lui fera prendre, un quart-d'heure ou une demi-heure après le souper, le lavement suivant : prenez une bonne pincée de feuilles de mauve et de guimauve, faites-les bouillir un peu dans une chopine d'eau , ajoutez-y un peu de sel commun (muriate de soude) ; passez-et mêlez-y deux onces d'huile d'olive.

Traitement des malades.

Le lendemain matin , huit à neuf heures après le souper, on donne au malade le spécifique suivant : prenez trois gros de racine de fougère mâle (160) , réduite en poudre très-fine, mêlez-la à quatre ou six onces d'eau distillée de fougère ou de fleurs de tilleul et faites avaler tout au malade, rincant deux ou trois fois le gobelet avec de la même eau , afin qu'il ne reste plus de poudre ni dans le verre , ni dans la bouche. Pour les enfans on diminue la dose de cette poudre d'un gros. Si le malade, après avoir pris cette poudre , avoit quelques nausées désagréables , il respirera aussi par le nez l'odeur d'un bon vinaigre : si, nonobstant cela , il avoit des renvois de la poudre et des envies de la rendre et qu'il en montât jusqu'à la bouche, il la rava-

lera et fera son possible pour la garder ;
enfin, s'il étoit forcé de la rendre en tout
ou en partie, il reprendra, dès que les
nausées auront cessé, une seconde dose
de la même poudre, pareille à la première.
Deux heures après que le malade aura pris
la poudre, on lui donnera le bol suivant : prenez panacée mercurielle (muriate de mercure doux) et résine sèche de scammonée
d'Alep, de chacune douze grains ; gomme
gutte, cinq grains ; faites une poudre très-
fine de ces trois drogues, et incorporez - la
avec une quantité suffisante de confection
Hyacinthe pour en faire un bol d'une consistance moyenne : telles sont les doses
du purgatif dont on se sert ordinairement :
celle de la confection (161) est de deux
scrupules à deux scrupules et demi pour
les personnes d'une constitution robuste,
ou difficile à purger, ou qui ont pris auparavant des forts purgatifs. On a fait
entrer dans le bol du muriate de mercure,
et la résine de scammonée à la dose de
huit grains et demi pour les personnes
foibles, sensibles à l'action des purgatifs,
faciles à purger, et pour les enfans les doses

doivent être diminuées suivant la prudence
du médecin : dans un cas où toutes les circonstances se réunissent, on n'a donné
que sept grains de muriate de mercure et
autant de résine de scammonée avec la
quantité suffisante de confection Hyacinthe et sans gomme gutte. Encore a-t-on
donné ce bol en deux fois, c'est-à-dire,
moitié deux heures après la poudre, et
l'autre moitié trois heures après, parce
que la première n'avoit presque point opéré.
Immédiatement après le bol, une ou deux
tasses légères de thé vert; et dès que les
évacuations commenceront, on en donnera
de temps en temps une tasse jusqu'à ce que
le ver soit rendu. C'est seulement après que
le malade aura été à la garde-robe qu'il prendra un bon bouillon, et quelque temps après
un second ou une petite soupe. Le malade
dînera ensuite sobrement et se conduira
tout ce jour-là, et à son souper, comme
on le doit dans un jour de médecine;
mais s'il avoit rendu en partie le bol, ou
que l'ayant gardé environ quatre heures
il n'en fut pas assez purgé, il prendra depuis deux gros jusqu'à huit de sulfate de

magnésie dissous dans un petit gobelet d'eau bouillante. »

§. CXLVII. La poudre de polipode fougère mâle a été employée avec succès, comme nous avons dit ailleurs (162), pour expulser les vers des intestins, et particulièrement les *Taenia* et les Lombricoïdes. Avant même que madame *Nouffer* eût dévoilé son secret, le docteur *Herrenschwand* faisoit usage de ce remède dans les cas de *Taenia* en suivant à peu près le même traitement (163). Cependant les commissaires français, choisis pour soumettre à l'expérience le remède de *Nouffer*, et d'autres médecins qui ont souvent fait usage de la méthode de *Herrenschwand* et de celle de *Nouffer*, certifient qu'un tel remède est mortel aux *Taenia* humains sans armes, et qu'il ne produit aucun effet toutes les fois qu'il est employé contre les *Taenia* humains armés (164.) Les Russes, les François et les Suisses, sont ceux qui ont le plus contribué à la célébrité de ces deux méthodes (165); et en effet les habitans de ces contrées sont plus sujets au *Taenia* sans armes qu'à l'autre espèce (166). Il s'ensuit qu'en Russie, en Suisse, en France, l'une ou l'autre de ces méthodes annoncées doit être plus efficace, que dans la Basse-Saxe (167), et dans l'Italie, où les habitants sont tourmentés par le *Taenia* humain armé (168), plus que par le *Taenia* sans armes.

§. CXLVIII. Malgré les belles observations d'hommes célèbres, qui attestent l'efficacité de la méthode de *Nouffer* dans le traitement des *Taenia*, je dois cependant dire que la maxime que l'on établit, de la croire efficace dans les cas seulement de *Taenia* sans armes, est sujette à quelques restrictions. Le célèbre *Palletta* rapporte que le médecin milanais *Gallarolï*, avec le remède de *Nouffer*, a chassé du corps humain l'une et l'autre espèce de *Taenia* (169). J'ai eu aussi plusieurs malades attaqués par le *Taenia* armé qui sont heureusement guéris avec le même régime (170). Quoique ces observations semblent contrarier la maxime énoncée par les médecins français et par d'autres praticiens,

je dois néanmoins avertir de l'excep-
tion à laquelle elle est sujette ; je suis
porté à cela par un cas pratique vraiment singulier : je le rapporte parce qu'il
me semble propre à concilier l'un et
l'autre des jugemens prononcés sur la méthode de *Nouffer*, et à établir avec précision
les cas dans lesquels il peut être couronné
d'un heureux succès.

OBSERVATION.

Antoine Arcova, de Pavie, d'une constitution médiocrement robuste, jusqu'à
l'âge de vingt-deux ans n'avoit été sujet à
aucune maladie particulière, si l'on en ex-
cepte quelques fièvres intermittentes d'automne, endémiques dans cette ville, et dont
il fut bientôt rétabli ; il étoit mal nourri,
travaillant plus qu'à l'ordinaire, ne mettant
point de proportion entre la fatigue et le
repos. Le 9 février de l'année 1797, étant
occupé, à jeun, à ses affaires domestiques,
il fut tout à coup attaqué de violentes
douleurs dans la région du bas - ventre,
qui se calmèrent bientôt, et se manifes-

tèrent après accompagnées d'un appétit extraordinaire, avec ondulation du ventre. En observant les excrémens qu'il rendoit, on y vit des petits morceaux de *Taenia* armé. Enfin le 17 février, vers le soir, des tranchées si violentes se manifestèrent, qu'il fut obligé de garder le lit et de se restaurer en prenant de l'esprit-de-vin amer et du bon rhum. Les douleurs cessèrent et le malade eut une nuit tranquille. Le jour suivant il se leva avec un appétit ex-traordinaire : dans ce jour il fut trois fois à la selle, et rendit toutes les fois un morceau de *Taenia* long d'environ trois bras (trois mètres dix-huit centimètres). Trois jours après, ayant été de nouveau tourmenté par des douleurs, il se décida à venir à la Clinique médicale de Pavie, qui étoit alors confiée à mes soins. Outre les symptômes énoncés, je trouvai son pouls très-petit et très-atténué. Le 22 février, je lui ordonnai le soir, pour soupé, la soupe-panade prescrite par *Nouffer*, et le jour suivant je lui fis prendre un gros de racine de polipode fougère mâle pul-vérisée et ensuite son purgatif, d'après

les préceptes de *Nouffer*. Le malade suivit
exactement ce régime et fut encore atteint
de tranchées , durant lesquelles il évacua,
en plusieurs morceaux , le *Taenia* armé ,
dessiné dans la planche I , fig. I , II. Le
soir même on répéta l'usage de la soupe-
panade , et le 23 on administra , de bon
matin , la poudre de polipode fougère
mâle , et peu de temps après le purgatif
usité. Le malade n'eut aucune douleur ;
le remède lui suscita l'envie de vomir ,
qui céda en suçant un citron. Le malade
n'eut aucune douleur , rendit avec les matières fécales un Lombricoïde et deux autres morceaux de *Taenia* qui , unis aux pré-
cédens , pouvoit être de neuf à dix bras ,
(neuf à dix mètres , cinquante à soixante
décimètres). La tête (planche I , fig. I)
et la queue étoient parmi ces morceaux.
Le même régime fut répété pendant trois
autres jours ; mais n'ayant rendu aucun
autre morceau de *Taenia* , et le malade
d'ailleurs se trouvant guéri de sa maladie,
voulut abandonner l'Institut Clinique et
se retira chez lui. Vers la fin du mois
d'août de la même année , il vint me con-

sulter, parce qu'il étoit de nouveau tourmenté de douleurs dans l'abdomen ; l'on voyoit encore dans ses excrémens des petits morceaux de *Taenia*, qui, suivant lui, étoient plus gros, plus longs et plus larges. Je lui conseillai de rentrer à l'hospice, où il fut en effet reçu le 29 du même mois. Je le soumis, pendant sept jours, à la méthode de *Nouffer*, comme il avoit été pratiqué dans le mois de février ; mais je n'en obtins aucun effet, parce qu'il rendoit simplement quelques petits morceaux de *Taenia*, comme il arrivoit avant d'entreprendre ce traitement, et tous les symptômes augmentant pendant deux autres jours, je le soumis à l'usage de la racine de polipode fougère mâle, administrée à la dose de deux et de trois gros, d'après la méthode d'*Herrenschwand* (171), en place de celle de *Nouffer*; mais tout fut inutile : les tranchées se manifestèrent avec plus de violence ; les selles plus fréquentes, le malade étoit très-affoibli, de fréquentes défaillances rendoient sa maladie plus grave, et le *Taenia* sembloit de plus en plus difficile à être expulsé. Dans un cas aussi singulier pour moi, je me déterminai de faire usage de la méthode d'*Alston ;* et en effet, le 8 septembre, je lui prescrivis, le matin, un bol composé de dix grains de limaille d'étain dans suffisante quantité de conserve de roses, à prendre toutes les deux heures. Après la troisième dose il évacua en plusieurs morceaux, un *Taenia* armé bien gros, qui pouvoit être long d'environ 25 bras (25 mètres 150 décimètres) (172). Soumis ensuite à un traitement (173), il se rétablit parfaitement et ne fut plus tourmenté par les *Taenia.*

§. CXLIX. Si l'on considère attentivement cette observation, elle nous apprendra que la méthode de *Nouffer* peut être appliquée avec succès, même dans le cas de *Taenia* armés, s'ils sont petits ou jeunes, parce que ce ver n'ayant pas encore acquis son accroissement et sa force, ne s'est pas encore attaché solidement avec les crochets de sa tête dans la membrane muqueuse des intestins. Cette observation nous instruit aussi que la même méthode doit être certainement insuffisanté quand le *Taenia* armé , devenu plus gros , s'est accroché avec force aux membranes des intestins ; et en consé-quence occasionne des symptômes plus graves. J'ai eu affaire au même sujet, et aux mêmes *Taenia* : l'âge de ceux-ci n'étoit plus le même. Une telle différence a cependant demandé un traitement tout-à-fait opposé : si l'exemple n'est pas rare, il est certainement instructif.

§. CL. Au reste, la racine de polipode fougère mâle , même avant que la mé-thode de *Herrenschwand* eût été en vogue et avant que le secret de *Nouffer* fût dé-voilé, avoit été employée par différens médecins dans les cas de *Taenia* et d'au-tres vers, comme nous l'avons déjà an-noncé (174). *Renaud* (175) , dans ce cas, avoit usage de prescrire le soir, avant le traitement , un lavement composé de savon dissous dans l'eau , et dans les cinq jours suivans on administroit à jeun un gros de racine de polipode fougère mâle très-fine et dissoute dans l'eau de pourpier , et peu de temps après, un bol composé de muriate de mercure doux, de jalap, de rhubarbe, de miel : pour boisson ordinaire, une décoction de racine de polipode fougère mâle. *Vogel* affirme (176) qu'il n'y a rien de plus efficace pour expulser les *Taenia* qu'un demi-scrupule de cette racine et trois grains de gomme gutte, pris matin et soir, pendant l'espace de quelques jours : la même chose a été observée par *Alix* (177), par *Duncan* (178), etc.

MÉTHODE D'ODIER.

(*Huile de Ricin*).

§. CLI. Le célèbre médecin *Odier*, de Genève, a été le premier à se servir de l'huile de ricin pour expulser du corps humain les vers, et particulièrement les *Taenia* (179). Les expériences de *Redi de Malpighi*, déjà indiquées (180), ainsi que l'application pratique faite par *Andry* et par d'autres médecins français, ont assez confirmé la propriété vermifuge des substances huileuses, et parmi celle-ci l'huile récente de ricin commun (181) a été trouvée la plus propre, puisque étant douce, n'ayant aucune âcreté , les malades la prennent avec facilité et sans répugnance. Avec cette huile on tue les vers et on purge légèrement. On la prescrit aux adultes à la dose de trois onces , et aux enfans on l'administre par cuillerées à café plusieurs fois par jour. Il ne produit aucune douleur dans le bas-ventre , comme il arrive ordinairement lorsqu'on fait usage de quelque purgatif ; aussi l'huile de ricin peut être ordonnée sans crainte , même dans les personnes qui ont des hernies. *Goeze*, en effet , rapporte (182) l'observation d'un vieillard foible , très-irritable , qui avoit une double hernie , et qui se délivra très - bien d'un *Taenia* , par l'usage de cette huile si salutaire (183).

§. CLII. L'usage de l'huile de ricin a été limité aussi au seul cas de *Taenia* sans armes , parce que *Odier ,* et son collègue *Dunant ,* n'ont expulsé avec ce remède que les *Taenia* de cette espèce. Je puis cependant assurer qu'il sert quelquefois à merveille pour expulser aussi les *Taenia* armés. J'ai , dans mon journal , deux cas de *Taenia* armés expulsés après l'usage de trois onces d'huile de ricin , pris par un malade pendant trois jours consécutifs , et par l'autre deux fois par jour pendant l'espace d'une semaine.

§. CLIII. Quelques praticiens ont imaginé de rendre plus active la racine de polipode fougère mâle, administrée à la dose de 2 ou 3 gros, en prescrivant 2 heures après, une once et demie d'huile de ricin , en place du purgatif ordinaire administré par *Nouffer*, qui occasionne quelquefois des incommodités , tels que les vomissemens , les coliques , les évacuations alvines abondantes , l'affoiblissement des forces, et d'autres accidens semblables. Après l'huile de ricin on fait boire au malade un bouillon de viande ; on répète la dose pour une seconde fois et même póur une troisième , si le malade peut la supporter , afin d'expulser le *Taenia* renfermé dans le tube intestinal. *Selle* conseille (184) de faire prendre , au contraire l'huile de ricin le soir , et de prescrire le matin suivant, dix grains de gomme gutte , et de le répéter deux autres fois en buvant après du bouillon de viande, pourvu qu'il n'existe aucune irritation incommode.

MÉTHODE DE DESAULT.

(*Mercuriels*).

§. CLIV. Le docteur *Desault*, médecin renommé de Bordeaux , ayant remarqué que les *Taenia* (principalement les armés) s'accrochent quelquefois aux intestins , de manière qu'il est difficile de les détacher et de les expulser , proposa à cet effet un moyen très-ingénieux et hardi , celui d'administrer alternativement une friction mercurielle et un purgatif de muriate de mercure doux à grande dose (185) ; on ne peut nier que l'on n'ait souvent réussi à expulser les vers par l'usage des oxides de mercure (186). La méthode proposée pourroit cependant occasionner facilement d'autres maladies plus incommodes et plus dangereuses que celle des vers. En outre, bien peu de personnes voudroient se soumettre à un traitement tout mercuriel. En voulant

donc se servir des mercuriaux, et particulièrement des oxides, que nous avons
remarqué utiles seulement dans quelques cas, la pratique de *Rathier* (187), qui
affirme s'être servi, avec le plus grand
succès, du remède suivant, seroit préférable : prenez vingt grains de sabine en
poudre, quinze grains de semence de
rhue, dix grains de muriate de mercure
doux, douze gouttes d'huile de tanaisie,
et de sirop de fleur de pêcher suffisante
quantité pour faire un bol. Le malade
doit en prendre la moitié le matin et l'autre l'après-dînée, en buvant chaque fois
un bon verre de vin, dans lequel on a
fait macérer quelques noyaux de pêche.

MÉTHODE DE ASLTON.

(*Etain*).

§. CLV. L'étain étoit regardé, même
anciennement, comme un remède très-
efficace pour expulser les vers des intestins (188) ; il a été proposé ensuite par le
docteur *Alston* pour expulser les *Taenia*.

Plusieurs médecins (189) en ont obtenu un grand succès , surtout contre les *Taenia* armés. J'ai déjà fait remarquer que dans les cas de *Taenia* armé âgé et gros , la méthode de *Nouffer* est inefficace, et qu'au contraire avec la limaille d'étain , administrée régulièrement , l'on obtient l'effet avec promptitude et sûreté (190).

§. CLVI. Pour bien comprendre la manière dont l'étain administré aux personnes attaquées du *Taenia* produit des effets aussi salutaires , il faut réfléchir à une observation de *Bloch* , relativement aux *Taenia* lancéolés , ou à lancette , que l'on rencontre en très-grand nombre dans le tube intestinal des oies maigres, et que l'on trouve en très-petit nombre dans les oies grasses (191). Dans ces dernières , dit-il, j'ai eu occasion de rencontrer plusieurs fois quelques-uns de ces *Taenia* renfermés dans l'intestin rectum et enveloppés dans les excrémens , avec lesquels ils sont ordinairement expulsés. La raison pour laquelle les *Taenia* lancéolés abandonnent dans les oies grasses les intestins grêles (séjour ordinaire des vers) , ne doit certainement pas être attribuée à leur graisse , mais bien au changement de leur nourriture. Dans les villages , les oies se nourrissent le plus souvent de simple pâturage dans des endroits stériles , et en conséquence les *Taenia* lancéolés s'amassent dans les intestins grêles pour être plus à portée de se nourrir des sucs d'herbes qu'elles ont avalées. Les oies ainsi vendues aux habitans des villes sont nourries le plus souvent d'orge et d'avoine pour les engraisser. L'oie digère bien la farine, mais les capsules de ces substances, simplement déchirées par l'estomac, passent dans le tube intestinal. Il s'ensuit de là, que les substances réduites en petits morceaux irréguliers piquent les vers , et en conséquence ils sont obligés de descendre vers la partie inférieure du canal intestinal, où, ne pouvant se soutenir longtemps, ils sont bientôt expulsés avec les excrémens. De cette observation, le docteur *Bloch* conclut qu'il est certainement probable que la limaille d'étain agit sur les vers en raison de l'aspérité de ses particules; et on a remarqué, en effet, que l'étain grossièrement limé est plus efficace que celui qui est très-fin, parce que les particules du premier sont plus propres à irriter les *Tœnia*, à leur faire lâcher prise, et en conséquence à les expulser des intestins.

§. CLVII. L'étain de *Malacca*, ou l'étain très-pur, appelé en Angleterre *grain-tin* (192), est préférable à tout autre, parce qu'il est le plus exempt de particules hétérogènes vénéneuses, qui sont ordinairement combinées à ce métal (193). *Marggraff*, cependant, nous avertit sagement que quelquefois même dans l'étain de *Malacca* et d'Angleterre, l'on rencontre quelque petite quantité d'arsenic ; qui peut occasionner des accidens très-funestes (194). Malheureusement l'étain qui se vend dans nos contrées est plus ou moins mêlé au plomb, et celui-ci est très-souvent combiné avec la pyrite arsénicale : je voudrois que les médecins fussent très-attentifs lorsqu'ils se décident à employer intérieurement l'étain, car je puis assurer, d'après ma propre expérience, que si l'étain n'est pas bien purgé et pur, la co-

lique saturnine, et la paralysie des extrémités inférieures sont les malheureux effets
qui en dérivent (195).

§. CLVIII. L'étain rapé grossièrement,
est , comme nous l'avons dit (196), préférable à l'étain en petits grains , dont les
Anglais font usage , suivant les observations de *Bloch* (197) , de *Goeze* (198) et
de *Fothergill* (199) , auxquelles je puis
joindre les miennes (200). On l'administre à la dose d'un demi-scrupule, jusqu'à celle d'une once, suivant la constitution du malade , et la certitude de
la pureté de l'étain. On l'ordonne ordinairement sous forme de bol, ou d'électuaire, en se servant de la thériaque , de la
conserve de rose, d'absynthe, de miel, etc.
En y ajoutant quelque vermifuge , on a
cru en rendre l'opération plus efficace,
et on conseille pour cela, de l'unir au jalap (201), à la racine de polipode fougère
mâle (202), au sulfate de fer (203), au
semen-contra et au sucre (204), etc. Je
me suis toujours servi, avec le plus grand
avantage, de la poudre d'Ethiopie de *Guy* ,
lorsqu'elle étoit bien préparée (205). En

général, l'usage de l'étain doit être continué pendant quelques jours de suite, si on veut obtenir l'effet désiré ; il faut le suspendre tous les quatre, cinq ou six jours pour donner un purgatif qui expulse les vers (206).

MÉTHODE DE MATHIEU.

(Etain , fougère , semence santolique , et drastiques.)

§. CLIX. Nous voilà enfin à la dernière des méthodes vantées pour expulser les *Taenia*. M. *Mathieu*, apothicaire de Berlin, employa avec un succès étonnant, pendant plusieurs années, un médicament qui étoit particulier pour guérir les malades tourmentés, soit de l'une, soit de l'autre espèce de *Taenia*. Sa méthode, qui commence à se propager, consiste à soumettre les malades à l'usage de deux électuaires, dans lesquels entrent la limaille d'étain anglais, la poudre de polipode fougère mâle, le semen-contra, la scamonée d'Alep, la gomme gutte et le sulfate de potasse. La

prescription simultanée de tant de remèdes
que nous avons remarqués être propres à expulser l'une et l'autre espèce
de *Taenia*, doit certainement produire
des effets, sinon constans, au moins supérieurs à ceux que l'on peut espérer de
l'application des autres méthodes. *Alix*,
avoit déjà combiné, avec le plus grand
avantage, l'usage de la limaille d'étain à
la poudre de la racine de polipode fougère mâle (207). Le remède proposé par
Mathieu sera, en conséquence, plus actif
encore : aussi les médecins doivent en
faire des essais avec confiance (208). (*)

(*) Le docteur *Bourdier*, professeur de l'Ecole
spéciale de Médecine de Paris, fait usage, avec le plus
grand succès, du remède suivant contre l'une et l'autre
espèce de *Tænia* :

Mettez un gros d'éther sulfurique dans un verre
de décoction de fougère mâle, qu'on donnera à jeun
au malade; quatre à cinq minutes après, faites prendre un lavement avec la décoction de racine de fougère
mâle, dans lequel on mettra deux gros d'éther. Une
heure après, administrez deux onces d'huile de ricin,
et une once de sirop de fleurs de pêcher. On continue
ces remèdes pendant trois jours... Le ver est ordinairement rendu à demi-organisé.

III TRAITEMENT DES VERS VÉSICULAIRES.

§. CLX. Je doute beaucoup que la matière médicale puisse nous fournir quelque bon remède pour expulser les Vers vésiculaires, et surtout ceux qui sont renfermés dans la substance du cerveau. Les brebis guérissent des Vers vésiculaires lorsqu'on les fait paître sur des montagnes très - élevées, éloignées de l'humidité , et dans une atmosphère pure et sèche. Cette observation rurale nous apprend qu'un régime tonique corroborant est le seul moyen propre à tuer et à désorganiser ces vers. Tous les remèdes qui , en secouant et en excitant les solides , fortifient en même temps le système lymphatique, et

Lorsque le ver se trouve dans l'estomac , on a la certitude du succès ; lorsqu'il est dans le canal intestinal , on répète le traitement à une époque peu éloignée de la première : alors le docteur *Bourdier* prescrit un lavement avec la décoction de fougère mâle et de deux gros d'éther sulfurique , un instant après que le malade a pris la potion éthérée.

(*Note des Traducteurs.*)

lui rendent son activité perdue ou diminuée, doivent être, suivant moi, préférés,
puisque, en établissant le cours de la lymphe, en redonnant la cohésion des solides,
et en réveillant l'irritabilité des vaisseaux
lymphatiques, les Vers vésiculaires, que
nous avons dit toujours adhérens à ce
système de vaisseaux (209), n'auront
plus leur nutrition nécessaire, et de cette
manière ils cesseront de vivre.

§. CLXI. Il seroit à désirer que l'on pût
parvenir à établir le diagnostic des affections occasionnées par les Vers vésiculaires ; mais s'il n'est pas impossible, il
est sans doute très - difficile à déterminer (210). Le meilleur mode curatif, suivant moi, seroit la prescription des excitans
diurétiques, et diaphrétiques, combinés aux
permanens les plus efficaces. La scille, la
digitale pourprée (211), la colchique d'automne, l'hellébore noir, la gratiole officinale, l'opium, le *toxicodendrum* (212), le
muriate de barite, le muriate de soude, les
martiaux, le soufre sublimé, les antimo-
niaux, les cantharides, le carbonate ammoniacal liquide, et autres remèdes semblables

seroient ceux de qui on pourroit espérer, sinon l'anéantissement des Vers vésiculaires,
au moins quelque soulagement des affections qu'ils occasionnent. L'on devroit
combiner à la prescription de ces remèdes
un régime assez nourrissant et de facile
digestion, du bon vin, du bon kinkina, un
exercice modéré du corps, l'habitation
élevée, sèche et située dans un climat
tempéré, doux et sain. Le traitement enfin
ne devroit point être différent de celui que
l'on pratique dans les hydropisies.

IV. Traitement du Tricocéphale.

ᶜ. CLXII. La consomption, les fièvres
nerveuses épidémiques, les fièvres lentes
nerveuses, les muqueuses, sont les principales maladies qui semblent jusqu'à présent (213) favoriser directement le développement de ce ver dans les intestins. Les
inflammations et les dilacérations des intestins, occasionnées par sa présence (214),
semblent plutôt dériver de l'atonie prédominante dans les viscères, que de la mor-
sure du Tricocéphale.

§. CLXIII. Dans les maladies où le Tricocéphale se développe , il est bientôt
expulsé, une fois que le tube intestinal a
repris sa force au moyen d'un régime
corroborant ; puisque les circonstances
favorables manquent pour que les œufs
puissent se développer et croître une autre
fois dans les intestins humains. Cela
posé , l'on voit de suite que pour expulser le Tricocéphale, il ne faut plus que
traiter la maladie à laquelle il est ordinairement associé ; mais s'il arrive que ces vers
étant en grand nombre dans les intestins,
concourent à exténuer les forces du malade,
on doit alors préférer pour le traitement
les excitans , que nous avons remarqué
propres et puissans pour expulser les vers ,
tels sont le camphre , l'assa - fœtida, la
valériane, le muriate d'ammoniac et autres.

V. TRAITEMENT DE L'ASCARIDE
VERMICULAIRE.

§. CLXIV. On calme quelquefois les
démangeaisons et les irritations occasion-

nées par les ascarides vermiculaires , arrêtés à l'extrémité inférieure du rectum, en
introduisant dans l'anus un petit morceau
de lard attaché à un fil, que l'on ôte après
quelque temps ; on emporte ainsi tous les
Ascarides vermiculaires , qui y sont attachés. On réitère plusieurs fois ce moyen
jusqu'à ce qu'on les ait détruits.

§. CLXV. Les lavemens *de geoffroya
surinamensis (215), d'assa-faetida (216)*,
de *veratrum sabadilla (217)* de lait tiède
bien salé , ou d'eau simple salée (218),
sont les meilleurs remèdes pour expulser
ces vers des gros intestins. Les lavemens
d'huile de ricin , les tampons de savon
enduits d'huile de ricin, sont très-avantageux. Le ténesme, les hémorroïdes, le
gonflement, la tension et l'inflammation
de l'anus, symptômes occasionnés quelquefois par les Ascarides vermiculaires,
particulièrement quand il y a inflammation des intestins, doivent être traités
avec les lavemens et les fomentations
émollientes, et en général selon que les circonstances particulières l'indiquent. On tâche de suppléer la destruction et au défaut

du mucus naturel , destiné à lubréfier les parois internes des intestins , avec les lavemens de substances muqueuses et gelatineuses. (219).

§. CLXVI. Les Ascarides sont des vers certainement foibles , mais très-difficiles à détruire ; ils peuvent occasionner , pendant un long espace de temps, plusieurs phénomènes morbifiques (220). Aussi est-il nécessaire de continuer le traitement , même lorsque les Ascarides vermiculaires paroissent être entièrement disparus. Les petits fœtus de l'Ascaride vermiculaire femelle déposés à l'instant quoique vivans (221), ne sont pas tout de suite sensibles , et bien moins encore visibles ; aussi les malades déjà sujets à ces vers, s'ils abandonnent trop tôt le régime curatif, en sont atteints lors même qu'ils se croient guéris.

§. CLXVII. L'usage des lavemens annoncés ne suffit pas ordinairement pour détruire ces vers , qui , quelquefois , remontent dans le tube intestinal , et que l'on a rencontrés non - seulement dans les intestins grêles , mais encore dans l'estomac et dans l'œsophage (222); le traitement doit être rendu, à cause de cela, plus actif par des remèdes pris par la bouche, parmi lesquels on doit préférer le camphre (223), la valériane (224), le muriate de barite (225), le fer (226), le zinc sublimé (227), etc. *Rosenstein* dit (228) que les Ascarides vermiculaires peuvent être chassés du corps en mangeant de la carotte crue, et en buvant une grande quantité de suc de betterave ou de hêtre pour produire une évacuation copieuse. Quelques personnes ont beaucoup recommandé les lavemens de tabac ; mais , suivant les observations de *Heberden* (229) et les miennes, ils ont occasionné plus d'inconvéniens que d'avantages. L'élexir sulfurique de *Mynsicht* (230), administré avec l'usage des remèdes annoncés , a souvent produit des effets merveilleux , parce que, avec ce remède , on donne beaucoup de force aux premières voies , les solides se raffermissent , et la secrétion surabondante de la matière muqueuse des intestins, qui est le véhicule et l'aliment des Ascarides vermiculaires ,est diminuée (231).Les habitans de l'Abyssinie se délivrent heureusement de ces vers, d'après ce que rapporte *Bruce* (232), avec une infusion spiritueuse des fleurs de la *banksia Abyssinica* (233).

§. CLXVIII. Pour prévenir la génération des Ascarides vermiculaires, il est utile de corroborer et de fortifier les viscères du bas-ventre et particulièrement les gros intestins : d'après cela, outre les remèdes que l'on recommande comme purgatifs (234), le malade, s'il est en état de le faire, devra monter souvent à cheval, pour fortifier localement les parties qui donnent lieu au développement de cette espèce de ver.

VI. Traitement des Lombricoïdes.

§. CLXIX. On ne réussit pas si facilement, dit *Rosenstein* (235), à expulser les Lombricoïdes ; à cet effet, il prescrit les cinq règles suivantes, à l'aide desquelles je puis assurer avoir constamment réussi à les tuer.

1°. Les médicamens seront administrés

le matin, à l'heure du déjeûner, parce que les vers prennent aussi l'habitude de se nourrir à cette époque, et de cette manière on les dispose à se nourrir des substances propres à les détruire.

2°. On dissout dans le lait tiède , dans l'hidromel, ou dans l'eau mercurielle (236) les médicamens que l'on doit administrer, et avant que le malade aille à la selle on prescrira un lavement de lait tiède , afin de ramener le ver à la partie inférieure de l'intestin rectum.

3°. Le malade se gardera bien de préparer lui - même les médicamens qu'il doit prendre, ou de les flairer, parce que l'on croit que les Lombricoïdes se cachent pour en fuir l'odeur.

4°. Lorsqu'un médecin se propose de les expulser par le moyen des médicamens internes , il devroit abandonner l'usage des externes afin que les Lombricoïdes ne se cachassent point. Si cependant le malade, après avoir pris le vermifuge, éprouvoit quelques douleurs extraordinaires et violentes dans un endroit déterminé du bas-ventre, et qu'il se manifestât des convulsions, cela indiqueroit que les Lombricoïdes s'étant retirés dans cette partie, font des tentatives pour perforer les intestins (237). On doit alors les expulser immédiatement, et on y parvient en frottant la partie avec le pétrole, et en y appliquant entre deux linges un cataplasme préparé avec les sommités d'absynthe, de l'ail, de la farine de seigle et avec du fiel récent de bœuf (238).

5°. Quelques jours avant celui destiné pour sommettre le malade au traitement, il devra s'abstenir des substances dans lesquelles entre le lait, il fera seulement usage d'alimens grossiers, durs et salés, comme des potages d'oignons, des mets aromatisés ; s'il est possible, il prendra le soir précédent une portion de *hareng*, sans boire après. Ce genre de vie les fatigue et ils se retirent dans les intestins inférieurs, d'où ils peuvent être plus facilement expulsés : le hareng contribue à faire absorber avec plus d'avidité et en plus grande partie les remèdes (239).

§. CLXX. Le semen-contra uni au jalap (240), la semence de *chenopodium*

anthelminticum (241), l'écorce d'angéli-
que (242), l'assa-fœtida (243), *la geof-froya surinamensis* (244), le polipode
fougère mâle (245), la spigelia anthel-
mia (246), la valériane officinale (247),
les gouttes anthelmintiques de *Hart-mann* (248), les préparations de fer (249),
les mercuriaux (250), le soufre (251),
sont des remèdes que l'expérience a dé‹
montrés très - efficaces pour expulser et
détruire les Lombricoïdes.

Rosenstein nous assure s'être sou‹
vent servi avec succès du sulfate de fer
combiné à la semence santolique et au
jalap (252). Il recommande aussi l'ail
comme un excellent remède contre les vers,
et conseille de le manger à jeun , ou sur
du pain couvert de beurre, ou de le faire
bouillir dans le lait ,ou enfin d'en exprimer
le suc et de le couler avec égale portion
d'huile d'amande, (l'huile de ricin autant
que j'ai pu l'observer réussit mieux) édulcoré
avec le suc de citron , ou avec le sucre, et
purger ensuite le malade avec l'élexir de
rhubarbe (253). Probablement l'odeur de
l'ail et celle de l'assa - fœtida obligent les

Lombricoïdes de descendre dans les gros intestins dont ils sont plus facilement expulsés par le moyen des purgatifs.

§. CLXXI. *Bisset* vante contre cette espèce de vers, l'ellébore fétide (254), qu'il administre, sec et en poudre, à la dose de quinze grains aux adultes ; il fait aussi usage d'un gros de sirop préparé avec leur suc. *Lille* recommande beaucoup (255) un mélange fait avec un scrupule d'extrait d'ellébore noir (256), et un demi-scrupule de sulfate de fer ; il le fait dissoudre dans une once de chardon béni, en y ajoutant du sirop de violette ou du miel : la dose est d'une petite cuillerée le matin à jeun.

§. CLXXII. L'écorce verte des fruits de noix, préparée de différente manière, est un remède très-actif et très-puissant pour expulser les vers (257). *Fischer* vante beaucoup l'extrait, qui, suivant lui, doit tuer les Lombricoïdes en deux minutes. Il fait dissoudre deux gros de cet extrait dans quatre gros d'eau de cannelle, et il en donne cinquante gouttes à un enfant de deux à trois ans ; et après sept ou huit jours il prescrit un laxatif mercuriel ; j'ai observé efficace dans plusieurs cas l'huile de noix exprimée sans feu, particulièrement quand on la rend plus active avec le suc de citron, et que l'on purge ensuite le malade avec l'huile de ricin.

§. CLXXIII. Mais parmi tous les remèdes annoncés jusqu'ici, il n'y en a encore aucun, qui suivant mes observations, soit plus actif et plus sûr que le camphre. Cette substance étant administrée d'après les règles, on expulse les Lombricoïdes avec facilité et promptitude, et on fortifie en même temps le tube intestinal et tout le corps, comme nous l'avons déja dit (258). Ce remède tue à l'instant les Lombricoïdes, peut-être que son odeur pénétrante volatile agit en rétablissant merveilleusement l'excitement des premières voies, et des parties qui leur sont sympathiquement unies, calme les convulsions et les spasmes occasionnés par les vers, et en prévient la cause.

§. CLXXIV. D'autres remèdes ont été dernièrement recommandés contre les vers et parmi eux, *Fordiche* (259), a beaucoup loué la limaille d'étain et la semence santolique , et *Schewandimann (260)* la conserve et autres préparations pharmaceutiques d'*helminthochorton* (261). N'ayant aucune expérience particulière sur le dernier remède, je ne puis m'en rapporter qu'à ce qui nous a été annoncé par des médecins français, qui nous assurent s'en être servi avec le plus grand succès (262).

VII. TRAITEMENT DES AFFECTIONS VERMINEUSES UNIVERSELLES.

§. CLXXV. Si l'on se rappelle que les fièvres vermineuses, comme les fièvres gastriques, sont des véritables fièvres nerveuses (263), et que les vers qui se manifestent durant leur cours se développent à cause de l'asthénie, qui prédomine dans tout le corps humain , et particulièrement dans l'estomac et dans les intestins (264), et que dans les maladies muqueuses l'origine des vers a aussi la même source; le praticien n'a donc autre chose à faire qu'à traiter la diathèse asthénique universelle, soit qu'elle soit violente, grave ou légère, pour parvenir à expulser heureusement encore les vers et ôter la disposition à leur développement.

§. CLXXVI. L'usage des émétiques, si recommandé par les écrivains, et particulièrement par *Vanden-Bosch* (265), est sans doute quelquefois avantageux dans les fièvres que l'on appelle vermineuses, parce qu'on délivre par ce moyen l'estomac des matières corrompues, qui s'y étant arrêtées contribuent au développement des germes vermineux, et à l'accroissement et à la réproduction des vers déjà développés. L'émétique en secouant en outre tonte la machine et les organes destinés aux fonctions naturelles, leur donne de la force et de l'énergie. Cependant l'abus de l'émétique, comme des purgatifs, en produisant une plus grande perte des humeurs, peut être cause d'effets opposés, comme nous le voyons tous les jours. L'affoiblissement des solides, la secrétion des fluides plus grande, l'augmentation de la diathèse asthénique, et une cir-

constance plus favorable au développement des vers, sont les conséquences de
l'abus des évacuans donnés d'une manière quelconque (266).

§. CLXXVII. Au reste, la première
indication dans le traitement de ces affections doit se déduire de la forme universelle de la maladie; et tout le traitement
doit tendre à augmenter l'excitement
universel, c'est-à-dire, à fortifier tout le
corps. Le traitement convenable dans les
fièvres nerveuses simples, soit qu'elles
soient violentes, légères ou lentes, est le
même que celui-ci, mis en usage dans
les affections vermineuses universelles;
d'autant plus que ces remèdes sont les
plus efficaces (267) dont les praticiens se
servent, soit pour vaincre ces asthénies
dangereuses, soit pour expulser du corps
les vers dont il est affecté.

VIII TRAITEMENT PRÉSERVATIF.

§. CLXXVIII. Après avoir expulsé les
vers du corps humain, dont les organes

étoient affectés , soit localement , soit sympathiquement , et conséquemment les fonctions dérangées , on ne peut pas dire que le traitement soit complet, puisqu'il nous reste encore à ôter la moindre disposition à un nouveau développement. Nous avons déjà remarqué que l'affoiblissement des solides, et de tout le corps (268), est une des circonstances les plus essentielles , qui soit favorable au développement des vers. C'est pour cela qu'un régime excitant universel, corroborant surtout l'estomac et les intestins , en donnant de l'activité aux solides , en diminuant la séparation morbifique des humeurs muqueuses, en s'opposant à la dégénérescence, et à la comsomption des parties du corps, et en fortifiant les organes destinés aux fonctions naturelles , doit nécessairement incommoder les vers , les tuer, et exciter dans le corps la force nécessaire pour les expulser et prévenir leur nouveau développement (269). Il est donc de la plus grande importance de soumettre les malades délivrés des vers à un régime excitant et tonique, adapté à la foiblesse de leur corps, et à la prédisposition ver-mineuse prédominante, et qui soit prin-cipalement dirigé à fortifier l'estomac et le tube intestinal (270).

FIN DE LA QUATRIÈME LEÇON.

NOTES

DE LA QUATRIÈME LEÇON.

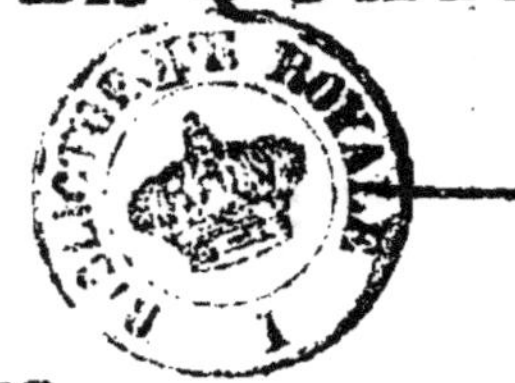

(1) Voyez les §§. LX, LXI, LXII, CI, CII, CIII.

(2) Voyez les §§. LXVIII, LXX.

(3) Voyez le §. LXVIII.

(4) *Traité des Maladies des enfans, etc.*, page 316 ; voyez *Burserius, Institutionum medicinae praticae, vol. IV, P. II, Mediolani, 1789, 8°., pag.* 179.

(5) Voyez *Vogel, de usu vomitoriorum ad ejiciendos vermes, Gottingae*, 1764, 4°.

(6) Voyez le §. LXI.

(7) Voyez les §§. LXXIV, *Affections vermineuses locales;* XCVII, *Affections vermineuses sympathiques.*

(8) Parmi le peuple on croit que les remèdes administrés pour expulser les

vers, sont plus efficaces dans le commencement, ou vers la fin de la pleine lune. *Bisset, Phelsum, Mead, Rosenstein,* et autres médecins de grand nom, ont aussi recommandé ces jours comme les plus propres pour entreprendre le traitement des vers. Sans faire tort à des hommes aussi dignes de l'estime publique, je dirois avec *Bloch, Traité de la Génération des vers des intestins, etc., pag.* 108, que si ces vers avoient des yeux, ou si la lumière de la lune répandoit de la chaleur, on pourroit alors douter de la possibilité de quelque influence de cette planète sur les vers, sur les remèdes, ou même sur les malades.

(9) Voyez le §. Ier.

(10) C'est là la prétendue force anthelmintique des amers, comme le dit judicieusement le professeur de la Decima, dans ses *Notes à la Matière médicale de* Cullen; *voyez* tome VI, note n°. 83.

(11) Voyez le §. LXXII, n°. 2.

(12) Voyez le §. LXXIX.

(13) *Anatripsologia ossia dottrina delle*

frizioni che comprende il nuovo metodo di agire sul corpo umano , per mezzo di frizioni fatte cogli umori animali, e colle varie sostanze che all'ordinario si somministrano internamente , edizione quarta , vol. II ; Pavia , 1799 , 1800, 8°.

(14) Voyez *Anatripsologia , vol. II , art. V.*

(15) Voyez *Anatripsologia, vol. I, art. II, vol. II, art. IV.* Les onctions faites au bas - ventre des enfans avec les deux linimens suivans , sont d'une très - grande utilité.

1°. Prenez un gros de fiel de bœuf et de savon de Venise, et faites le liniment avec une suffisante quatité d'huile de Tanaisie.

2°. Faites digérer pendant vingt-quatre heures dans un endroit chaud, dans suffisante quantité de suc gastrique ou de salive purifiée, deux onces de fiel de bœuf, demi-once de poudre d'aloës succotrin, de coloquinte préparée, le tout mêlé avec de la graisse pour faire le liniment.

(16) Cepa officin., class. nexand. ord.

monogyn. biennis ; scapo nudo inferne ventricoso longiore , foliis teretibus.

(17) Allium officin. , class. et ord. præced ; perennis, caule planifolio bulbifero, bulbo composito stamin. tricuspidatis.

(18) Une femme tourmentée de *Taenia*, prit, pendant six mois de suite une et même deux tranches d'ail, et elle rendit à la fin un morceau de *Taenia* de la longueur de dix bras (dix mètres soixante décimètres); voyez *Rosenstein*, *Traité des Maladies des enfans*.

(19) *Bisset* rapporte avoir expulsé un *Taenia* entier, qui avoit résisté à tous les autres moyens, par l'usage de l'ail cuit dans le lait.

(20) Voyez *Taube*, *Geschichte der kricbel-krankheit*, pag. 207.

(21) Voilà les principales formules :

1°. *Vin aliacé*. Mettez, pendant dix heures, une once d'ail écrasé dans du bon vin et de l'essence simple d'absynthe ; repassez et conservez.

2°. *Sirop*. Faites macérer dans deux livres d'eau bouillante pendant une heure, dans un vaisseau bien fermé, une livre d'ail écrasé ; repassez la liqueur, et ajoutez deux livres de sucre très-pur, et faites sirop.

3o. *Esprit pour l'usage extérieur.* Prenez six onces d'éther sulphurique, une once d'ail écrasé, et un gros de camphre rapé : mêlez. On peut rendre plus efficace avec cet esprit un des deux linimens annoncés sous le n°. 15.

(22) *Semen santonicum officin, class. syngen, ord. poligam. superfl., perennis suffructic,; foliis caulinis linearibus pinnato multifidis, ramis indivisis, spicis secundis reflexis, floribus quinque floris.*

(23) 1°. *Électuaire.* Prenez deux gros de valériane officinale et de semence santolique, trente grains de racine de jalap et oximel scillitique, suffisante quantité pour faire un électuaire. La dose est d'une cuillerée à café toutes les trois heures.

2°. *Infusion.* Mettez en infusion pendant l'espace d'une heure, dans un endroit tiède, quatre onces de menthe, de gentiane, et dans deux onces d'eau de cannelle, une demi-once de semence santolique écrasée ; repassez et ajoutez deux onces de sirop de chicorée avec de la rhubarbe et six gouttes d'huile de noix-muscade. On en donne deux cuillerées trois ou quatre fois par jour.

3°. *Poudre.* Prenez dix grains de semence santolique, de racine de jalap, et de sucre très-pur pour une seule dose.

(24) *Confection.* Mettez, dans un vase à confitures, autant qu'il vous plaira de semence santolique; faites fondre une petite portion d'amidon, avec suffisante quantité de sucre purifié; laissez fermenter la semence santolique, et ajoutez-y encore de l'amidon et du sucre, jusqu'à ce que la semence santolique en soit enveloppée.

Bols. Prenez une once de poudre de semence santolique et de coraline officinale, trois gros de sulphure noir, de jalap résineux et d'écorce de cannelle en poudre trois scrupules, sucre blanc sept onces; faites dissoudre dans l'eau et cuire jusqu'à consistance : mêlez le tout ensemble, et faites des bols. La dose pour un enfant est d'un à deux gros.

(25) *Chenopodium anthelminticum offic. class. pentand., ord. digyn. ; perennis in*

*Pensilvania ; foliis ovato - oblongis denta-
tis, racem. aphyllis.*

(26) *On the weather and diseases of south
Carolina , etc. , pag.* 71.

(27) *Jalapa offic. , class. pentand. , ord.
monogy ; foliis difformibus cordatis, angulatis, oblongis lanceolatisque , caule volu-
bili , pedunculis unifloris.*

(28) *Historia ciculae acquaticae ; Basileae ,* 1679 *,* 4°. *, cap. XV , pag.* 224.

(29) Comme on peut le voir dans les
formules déjà annoncées, et qui viennent
ensuite.

(30) Plante qui croît dans l'île de Grenade.

(31) Voyez *Duncan , Medical Commentaries , vol. IX , pag.* 365.

(32) *Assa -fœtida offic. succus gummi-
resinosus·, concretus , obtentus ex incisione
radicis ferulae assa - fœtidae ex clas.
pentendr. ord. digyn. , perennis persiae, foliis alternatim sinuatis obtusis.*

(33) 1°. *Bol.* Prenez trois grains d'assa-
fœtida de racine de dictame blanc, et
avec du miel, faites un bol.

2°. *Lait.* Prenez un gros d'assa - fœtida,
et une demi-once de sucre purifié ,

mêlez exactement dans un mortier, et jetez dessus six onces d'eau de rhue. On le donne à cuillerées.

3°. *Pilules.* On mêle ensemble, avec un jaune d'œuf, deux gros d'assa-fœtida, un demi-gros de sulfate de fer, cinq grains de scille préparée; on réduit cette masse en pilules de quatre grains, le malade en prendra deux toutes les deux heures.

(34) *Emplâtre.* Prenez partie égale d'assa-fœtida et d'oxide demi-vitreux de plomb, cire jaune et galbanum dissous, la moitié de la dose précédente; faites chauffer, et faites l'emplâtre.

(35) Dans ce cas, on la combine à la cire et au safran. Voyez l'*Anatripsologia*, vol. I, pag. 198.

(36) Voyez *Eggert, Commentatio de virtute anthelmintica, Geoffroya Surinamensis, adjectis observationibus recentioribus, Marburgi*, 1791, 8°.

(37) L'on fait bouillir deux ou trois gros de cette écorce dans suffisante quantité d'eau, à la réduction de huit onces. Unie à la valériane, elle est plus efficace.

(38) *Nuces juglandes immaturae offic.*

class. monogyn. ordin. polyand ; arbor , fo-
liolis, ovalibus , glabris , subserratis subae-
qualibus.

(39) On prescrit la décoction ou l'infusion à la dose d'un ou deux gros. On
fait dissoudre aussi deux gros de son extrait aqueux dans demi - once d'eau de
cannelle ; et on la prescrit aux enfans à la
dose de quinze, vingt, trente gouttes ,
deux fois par jour. Le Rob est moins
désagréable pour les enfans.

(40) *De la Génération des vers dans le*
corps de l'homme , etc. , vol. II , art. II.

(41) *Comment. de vermibus in corp. hum.*
et anthelmintico, Stradae, 1751 , *pag.* 14.

(43) Voyez *Recueil périodique, T. VI,*
pag. 505.

(44) *Journal de Médecine, T. XVIII,*
pag. 416. *Defrancière* l'administroit de
cette manière, et le vantoit comme un
spécifique contre les vers. On peut ordonner à chaque dose deux onces d'huile
de noix , et une once de vin doux bien
mêlés ensemble.

(45) *Camphora offic.*, ex arbor. Indiæ
orientalis lauro camphora dicto ; class.

Enneand , ord. monog. , foliis tripoliner-
viis lanceolatovatis Des rameaux de cet
arbre, l'on obtient une substance résino-
volatile ; et préparé par sublimation, nous
l'appelons camphre.

(46) *De camphorae vi anthelmintica,
Gottingae,* 1759, 4°.

(47) Voyez *Rosenstein, Traité des Maladies des enfans, etc.*

(48) Voyez mon observation dans la note
70 de la troisième Leçon.

(49) On peut facilement donner ce remède dans une émulsion de gomme arabique. De cette manière, *Vogel* parvint à
expulser un *Taenia* de sept bras (sept
mètres quarante-deux décimètres), en lavemens ou en pilules ; on peut le combiner
avec avantage à l'assa - fœtida , ou en
mixtures avec de l'eau thériacale , ou avec
une infusion de valériane etc. On l'administre aussi en poudre avec le *semen
contra* , l'écorce de *geoffroya surinamensis* , etc, La dose doit être proportionnée
à l'âge et à l'état d'asthénie ; on le prescrit
à la dose d'un grain , jusqu'à un scrupule
ou un demi - gros.

(50) *Filix mas offic., class. cryptogam, ord. filices ; frond. bipinnatis, pinnis obtusis, crenulatis, stipite paleaceo, floribus reniformibus.*

(51) *Historia plantarum, lib. IX, cap. XXII.*

(52) *De simplici Medicina, ed. Ricci, lib. VIII.*

(53) *Opera, lib. XXVIII.*

(54) *Nachricht vom Klinisch-institut zu Erlangen, pag.* 44, 46.

(55) Voyez les §§. CXLVI, CXLVIII.

(56) *Spigelia anthelmia offic. class. pentand., ord. monog. annua, caule herbaceo, foliis summis quaternis.*

(57) *Amœnitates accadem, tom. V.*

(58) *Gentelman's Magazine for the years* 1751, *pag.* 544.

(59) Pour en faire une bonne décoction, prenez deux poignées d'herbes *spigelia anthelmia* ; faites-la bouillir dans deux livres d'eau commune filtrée, et ajoutez six gros de suc de citron et deux onces de sirop de fleurs de pêcher.

(60) *Spigelia offic. class. et ord. praeced. perennis ; caule tetragono, foliis omnibus oppositis.*

(61) Voyez *Essays, observations of phisic and Litter*, vol. III, pag. 151.

(62) *Praktische arzneimittellehre*, T. I, pag. 505.

(63) *Tanacetum offic. class. syngen ord. polygam. superflua, foliis bipinnatis incisis serratis.*

(64) *Traité des Maladies des enfans*, etc.

(65) On se sert de l'extrait pour composer les pilules anthelmintiques ; en voici la formule :

1°. Prenez six grains d'extrait de tanaisie de semence santolique, et résine de jalap, quatre grains ; huile de tanaisie distillée, une goutte ; mêlez et faites-en des pilules de deux grains chaque, qu'on donne en une seule dose aux adultes. L'on peut y ajouter quatre grains de sulfate de fer, ou mieux encore du muriate de mercure sublimé.

2°. Prenez un demi-gros et six grains d'extrait de tanaisie, d'assa-fœtida et de santolique, douze grains de sulfate de fer et du miel suffisante quantité pour faire des pilules d'un grain. On en donne huit ou dix toutes les deux ou trois heures.

(66) *Valeriana silvestris officin. class. triand. ord. ; monogy. perennis, floribus triandris, foliis omnibus pinnatis.*

(67) *Annus medicus primus, pag.* 103, 164; *secundus, pag.* 228, 226.

(68) *Electuaire de Storck.* Prenez trois gros de racine de valériane officinale, de racine de jalap et du sulfate de potasse ; ajoutez quatre onces d'oximel scillitique, et faites l'électuaire. On le prescrit à cuillerées.

(69) *Semen sabadillae officin. class. polygam ord. monogy. veratrum sabadillae?*

(70) *Ausserl. arzneymittel, Ed.IV,p.* 363.

(70) *Vermischte chirurgische Scriften,* Berlin, 1782, *II B. pag,* 71.

(72) *Briefe an Aerzte,* Berlin, 1784, 8°.

(73) *Veckoskriff for loekare, och Natur forkare, etc.,* Stockolm, 1783, 8°.

(74) Une femme ayant une fièvre intermittente, au lieu de prendre son kinkina comme à l'ordinaire, prit par inadvertance, dans une nuit, deux gros et même plus de poudre de cévadille, mêlée avec les différentes doses de kinkina. Deux heures après, des douleurs atroces

se manifestèrent , ainsi que des convulsions très-violentes , suivies de malaise et de
tremblemens spasmodiques , qui mena-
çoient la malade. Appelé à son secours ,
je la trouvai froide , sans pouls , les yeux
tournés, le visage pâle recouvert d'une sueur
froide , le ventre tuméfié et très-distendu.
L'émétique fut mis en usage , et elle
rendit par le vomissement une bonne partie
du poison qu'elle avoit avalé. Par l'usage
des boissons de lait et des lavemens réi-
térés, l'on parvint à neutraliser la force
vénéneuse de la cévadille contenue dans
le corps ; et douze heures après , les douleurs abdominales cessèrent , la tuméfaction du ventre disparut , les convulsions ,
les tremblemens spasmodiques se calmèrent , le pouls reparut , et la respiration
devint naturelle : ce qui est merveilleux ,
la malade guérie de ses accidens , le fut
aussi de la fièvre.

(75) *Traité de la génération des vers, etc.* ,
pag. 109. Quoique cette substance appar-
tienne au règne animal , je me suis cependant permis de la réduire sous la classe
des minéraux , parce que la préparation

ammoniacale la plus usitée par les praticiens pour expulser les vers, est le muriate d'ammoniac, qui, dans la classification des remèdes, peut également appartenir aux règnes animal et minéral. D'ailleurs, je n'ai pas cru convenable de faire un article séparé pour un seul remède.

(76) *Berlinische Manning faltigkeiten,* *I Band.*

(77) La formule des gouttes anthelmintiques de *Hartmann* est la suivante : Prenez trois gros de carbonate liquide anisé, un gros d'essence d'absynthe, et vingt grains d'assa - fœtida dissous ensemble; on en donne vingt, trente, quarante gouttes, deux ou trois fois par jour.

(78) Voy. *Medical communications, etc.,* *London*, 1798, *I*, n°. 25.

(79) Voyez *Duncan*, *Medical commentaries for the year*, 1791, *dec. II, vol. VI*, 1792, n°. 3.

(80) *De efficacia terrae ponderosae salitate, etc., Gœtting.*, 1794, 4°.

(81) *Erfahrungen ueber die Salzsauren schwererde, etc., Erfurt,* 1792, 8°.

(82) *Chemische Annalen , Hannoverer*, 1792, 8°. , *pag.* 270.

(83) *De corticis ulmi, et terrae ponde-rosae salitate usu medico, Erfordiae,* 1793, 4°. , *pag.* 11.

(84) *Medicinische bemerkungen, etc.*, *Zerbst*, 1793, 8°.

(85) *Zoonomie, I, B.*

(86) Solution de muriate de barite un demi-gros, eau distillée une once, sirop commun deux gros. On en prescrit à un adulte trente, quarante, jusqu'à soixante gouttes, trois ou quatre fois par jour. On peut les combiner aussi à quelque eau aromatique, ou à quelque élixir stoma-chique. Il est toujours prudent de com-mencer par une petite dose. On l'ordonne en poudre avec le sucre, ou avec la va-lériane, à la dose de quatre ou cinq grains, deux ou trois fois par jour. On peut en faire une masse de pilules avec l'extrait de ciguë, de jusquiane et de gentiane.

(87) *Dissertatio de vermibus, Jenae,* 1707, 4°.

(88) *Observationes de febribus, Hannov.* 1745, *pag.* 142.

(89) *Dissert. de vermibus intestinalibus hominum , etc. , pag.* 68 , 71.

(90) Voyez *Journal de Médecine , etc. , T. XII , an* 1760, *mois de juin* , n°. 3 , *pag.* 506.

(91) *Traité des maladies des enfans, etc.* , *pag.* 303.

(92) Voyez la note 65 , formule des pilules : Prenez vingt grains d'assa-fœtida , sept grains de sulfate de fer , et de baume du Pérou , suffisante quantité pour faire une masse de pilules de trois grains ; le malade n'en prendra que deux ou trois par jour.

(93) Prenez demi-once d'aloës succotrin, un gros , d'assa-fœtida , de myrrhe , et de camphre , deux gros , de sulfate de fer , six gros quarante gouttes de succin ammonical et sirop d'absynthe suffisante quantité pour faire des pilules de trois grains. On en prescrit trois ou quatre par jour.

(94) Telles sont en Italie , 1°. les eaux de Saint-Vincent et de Courmayeur dans le duché d'Aoste ; 2°. l'eau de la vallée de Sole dans le Tyrol ; 3°. l'eau de Saint-Maurice dans l'Agnedina supérieure; 4°. les

eaux de Bogieriane, de Darfio dans la Val-
camonique; 5°. les eaux minérales de Re-
coaro dans le Vicentin ; 6°. les eaux
acidulées de Brandola dans les environs
de Modène ; 7°. les eaux de Chitignano ,
et ladite eau sainte de Chianciano dans
la Toscane ; 8°. l'acidule, vulgairement
appelée eau rouge des environs de Vi-
terbe.

(95) Par exemple , l'eau de *Coldogno* près
de *Lecco*, les eaux d'*Irmia*, de la rivière
de *Mela*, de celle vulgairement appelée
Busana dans la Valtrompie, l'eau de *Rio*
dans l'île d'Elbe, etc.

(96) Voyez *Wedel, Amœnitates mate-
riae medicae, Jenae,* 1704, *pag.* 371. —
*Hoffmann, Medicina rationalis systema-
tica, T. IV, part. V, pag.* 85. — *Van-
Doeveren, Dissertatio de vermibus intestinalibus hominum,* etc. — *Baglivius,
Opera, ed. IX, Antwerpiae,* 1719, 4°.,
pag. 60.

(97) Le mercure introduit dans l'estomac et dans les intestins de l'homme vivant s'oxide ; en enlevant à la matière
animale le principe oxidant, il la rend

certainement moins énergique. Cette assertion n'est point hasardée, comme quelqu'un a voulu le supposer, lorsque pour la première fois j'en parlai dans le vol. I, §. XXXIII, pag. 86 de l'*Anatripsologia*; dans un volvulus que j'ai traité avec le mercure dans l'hôpital civil de Crema, je retirai, des excrémens du malade, un véritable oxide noir de mercure. Une jeune femme de cette ville, attaquée d'une inflammation grave dés intestins, prit quatre onces de mercure tous les jours pendant deux semaines. Ses excrémens examinés, j'en retirai deux scrupules et demi d'oxide noir de mercure. Nous arrêtâmes avec ce remède les fréquentes inflammations qui tendoient à un sphacèle universel de tous les intestins grêles, et la malade se rétablit à merveille. Mais je renvoie à une autre occasion les détails de ces observations intéressantes.

(98) *Hunter* conseilloit l'usage du vin et une nourriture abondante à ses malades soumis aux frictions mercurielles. Le célèbre *Moscati* nous assure aussi que l'on accélère la guérison de la vérole,

lorsque l'on prescrit une légère friction mercurielle, et que l'on donne dans le même temps une nourriture abondante au malade.

(99) *Weikard, prospetto di un sistema piu semplice di medicina, etc. Pav.*, 1796, 8º. , *vol. II , pag.* 76.

(100) Le mercure s'oxide, si on le divise à l'aide d'un mouvement rapide et continuel, et dans cet état il est efficace contre les vers.

(101) L'on prescrit avec avantage les oxides de mercure annoncés, lorsqu'on a la précaution de les combiner à d'autres vermifuges efficaces ; telles sont l'assafœtida , la geoffroya surinamensis , la valériane , etc.

(102) On administre aussi le sulfure de mercure noir uni aux autres anthelmintiques.

(103) J'ai déjà fait mention de cette méthode dans la décade première, T. I , pag. 70 de mes *Commentari medici , Pavia* , 1797 , 8º. On peut en avoir une description plus étendue dans mes *Notes de Médecine pratique* , sur les diverses

maladies traitées dans la *Clinique médicale de Pavie*, dans les années 1795 et 1798, part. II, cap. V.

(104) Voyez *Rosenstein, Traité des Maladies des enfans.*

(105) Voyez *Rosenstein, Traité*, etc.

(106) Comme au camphre, à l'huile de térébenthine, au castoreum, à l'ammoniaque succiné, au laudanum liquide, à l'assa-fœtida, en proportionnant la dose suivant le besoin.

(107) Voyez *Anatripsologia, vol. I, pag.* 129.

(108) *A Treatise on the sourvy, by J. Lind, Edimburg.*, 1753, 8°., *pag.* 86.

(109) Voyez *Medical transactions published by the College of physicians in London*, 8°., *vol. I*, n°. 4, *pag.* 54.

(110) Voyez *Berlinische, Sammung zur befoerderung der Arzneywissenschaft, IV, B. part. III*, 1772, *art. II, pag.* 234.

(111) *Hunczovsky medicinische-chirurgische beobachtungen, Wien*, 1788, 8°.

(112) Voyez *Medical transactions, vol., loc. cit.*

(113) Voyez *Medical inquiries and ob-servat., Philadelph.*, 1789, 8°., *art. II.*

(114) Voyez *Medical essays and obser-vations by a society at Edimburg.*, vol. *V*, part. *I*, pag. 89.

(115) *P. e. Fothergill. voy. medical ob-servations and inquiries by a society of physicians at London*, vol. *VI*, 1784. *Mead, Recueil des OEuvres physiques et médicinales*, tom. *II, Bouillon*, 1774, 8°., pag. 264. *Marx, Observata medica.*, etc.; *Sibbern in collectan. societatis medicae, Hauniens.*, vol. *II.*

(116) Voyez les §§. CLV, CLVI, CLVII, CLVIII.

(117) *De zinco ejusque florum usu me-dico, Lugd. Batav.*, 1772, 4°.

(118) Voyez *Hurlebusch, Dissert. zin-cum medicum inquiriens, Helmstadii*, 1776, 4°., pag. 40.

(119) *Systematische lehre von den ein-fachen und gebraüchlichsten zusammen-gesetzen arzneimittel, Marburg.*, 1789, 8°., p. 277.

(120) *Einrichtung de klinischen instituts zu Jena*, 1782, 4°.

(122) Voyez le §. CXXXII.

(123) Parmi les eaux sulfureuses froides qui sont en très-grande abondance en Italie, on doit donner la préférence, suivant moi, aux eaux minérales de Saxe dans le duché d'Aoste, de Saint-Genesio dans les environs de Turin, de Retorbido dans les environs de Pavie au-delà du Pô, de la vallée d'Imagna, de Saint-Pellerin, et de Truscorio dans le territoire de Bergame, ainsi qu'aux eaux de Milzanello aux environs de Brescia.

(124) Voyez le §. V.

(125) Voyez le §. XIII, vers la fin.

(126) Voyez le §. LXXXIII.

(127) *Borsieri institutionum medicinae practicae, vol. IV, part. II, pag.* 179.

(128) *Hufeland, Journal der practischen arzneykunde und Wundarzneykunst, I B., Jen,* 1795, 8°., *pag.* 439.

(129) L'observation est rapportée par le docteur *Vogel*, dans le *Journal der Erfindungen, theorien und Widersprüche in der Natur und Arzneiwissenschaft, Gotha,* 1797, 8°, n°. 23, *pag.* 124.

(130) *Bisset* en donna avec le plus grand

succès quinze grains en une seule fois ;
voyez *Borsieri*, ouvrage cité, page 178.
Ettmüller a expulsé aussi un *Taenia* avec
la gomme gutte, comme on peut le voir
dans son observation rapportée par *Huf-
land*, dans son Journal déjà cité, tom. III,
pag. 582. D'ailleurs, cette substance entre
dans tous les remèdes les plus vantés pour
expulser les *Taenia*.

(131) Voyez le §. CXVII; voyez *Rosenstein, Traité des Maladies des enfans*, etc.

(132) Le docteur *Fricke*, de Brunswich,
est parvenu à calmer plusieurs fois les
symptômes très-graves occasionnés par la
présence des *Taenia*. Voyez *Journal der
Erfindungen, theorien und Widersprüche*, etc., *Gotha*, 8795, n°. 12, *pag.* 135.

(134) Voyez le §. CLVI.

(135) Voyez le §. CXIV.

(136) Voyez le §. CXXVII.

(137) Voyez le §. CXXIX.

(138) Voyez le §. CXXXI.

(139) Voyez le §. CXXXII.

(140) Voyez le §. CXXXIII.

(141) Les notes de la première Leçon,
n°. 41.

(142) *Traité des Maladies des enfans,* pag. 329.

(143) *Van-den-Bosch, Historia constitutionis epidemicae verminosae,* etc. p. 252.

(144) Voyez le §. X.

(145) Voyez le §. CXXXIV.

(146) Les boissons copieuses d'eau froide dans l'été, ont, d'après ce que dit *Goeze, Versucheiner Naturgeschichte,* etc., p. 298, contribué très-souvent à expulser des *Taenia* entiers. Dans le village de Chat, près de Londres, il y a une auberge avec un beau jardin, où se trouve une source d'eau appelée dans le pays *Blatlebridge - wells,* qui contient en dissolution du sulfate de soude. Cette eau est réputée comme un très-puissant remède contre les *Taenia;* en effet, on conserve dans une chambre de l'auberge cinquante et quelques *Taenia* de différente espèce, renfermés en autant de vases, qui ont été expulsés du corps par l'usage de cette eau. Je suis persuadé que l'on pourroit obtenir des effets, sinon supérieurs, au moins égaux par l'usage de l'eau sub - amère de Modène, de l'eau salée de Montezibio dans

les environs de Modène, des eaux de Saint-Christophe dans le Faentin, et de celles de Montecatini dans la territoire de Pistoie.

(147) Voyez *Journal der Erfindungen, Theorien und Widersprüsche, etc., Gotha*, 1797, 8º., nº. 22, *pag.* 127.

(148) *Histoire de la Société de Médecine,* an 1776, *pag.* 326.

(149) *Nova, tuta, facilisque methodus curandi calculum, scorbutum, etc., Lugd. Batav.* 1778, *sect. V, pag.* 29.

(150) *Dissert. de praestantissima acidorum virtute anthelmintica, Francof. ad Viad.*, 1779, 4º.

(151) *Dissertatio de vite determinandâ aëris fixi in corpus humanum salutari efficaciâ; Gottingae*, 1783, 4º.

(152) *Miscellanea medico-physica, edit. J. A. Scherer, Viennae*, 1795, *p.* 43, 116.

(153) Tels sont en Italie les acidules du Tyrol, les bains de Coldiero dans le Véronois, les bains de Saint-Martin, et les eaux thermales de Bornio dans la Valteline, l'eau acidule d'Asciano près les bains de Pise, le bain de Montalceto dans le Siennois, l'eau acéteuse de Rome, etc.

(154) Prenez carbonate de soude deux gros, tartrite acidulé de potasse six gros, et sucre une once et demie : on réduit le tout en poudre très fine. Si l'on mouille cette poudre avec de l'eau, et qu'on l'agite, il se dégage des bulles formées par le gaz acide carbonique qui se développe. La dose est d'un gros et demi, de deux scrupules toutes les quatre heures dans quelques onces d'eau très-pure.

(155) Pour imiter l'eau de *Selzer*, je me sers de la méthode suivante. Dissolvez six gros d'acide sulfurique dans trente - six onces d'eau de fontaine distillée ; et dans une autre bouteille, dissolvez trois gros de carbonate de soude dans trente-six onces d'eau distillée. Mêlez les deux solutions à l'instant que vous voulez vous en servir.

(156) Voyez le §. CXXXIII.

(157) *Journal encyclopédique ou universel, année* 1781, *tom. VIII, part. II, pag.* 332.

(158) *Goeze , Versucheiner Naturgeschichte, etc. , page* 373.

(159) Voyez *Bloch, Traité de la Génération des vers , etc. , pag.* 115.

(160) Voyez le §. CXXIII.

(161) En place de la confection Hyaciuthe, l'on peut employer la conserve de violette.

(162) Voyez le §. CXXIII.

(163) *Trattato delle principali e piu frequenti malattie esterne ed interne di Gian-Federico Herrenschwand, Bassano,* 1792, 8°., *tom. II, pag.* 166.

Herrenschwand ordonne à ses malades, lorsque l'estomac est en bon état, de prendre, deux jours de suite le matin à jeun, et deux heures après avoir légèrement soupé, deux gros de racine de fougère mâle, si on ne peut pas se procurer de la fougère femelle, recueillie en automne et séchée à l'ombre. Ce préliminaire n'incommode point; le troisième jour, on administre à jeun une poudre composée de douze grains de gomme gutte, trente grains de carbonate de potasse, et deux grains de savon de térébenthine dissous ensemble dans une tasse d'eau un peu tiède. Cete poudre occasionne le plus souvent deux ou trois vomissemens et autant de selles dans l'espace de deux ou trois heures; on rend plus faciles ces

évacuations, en buvant à chaque vomissement une tasse d'eau tiède, ou deux
tasses de thé. Trois heures après on ordonne, dans une tasse de bouillon, une
once d'huile de ricin d'Amérique, bien
préférable au nôtre, qui cependant seroit
suffisant si l'on n'en avoit pas d'autre.
On réplique la dose de l'huile après une
heure ; et si le ver ne paroît pas, on en
prend autant deux heures après. Mais s'il
retarde à sortir, on donne vers le soir un lavement avec parties égales d'eau et de lait,
en y ajoutant trois onces d'huile de ricin,
et, par ce moyen, le ver sort tout entier
et facilement.

(164) *Taenia* humains armés ; *voyez* le
§. XIV, et la planche I, fig. I, II, III.

Taenia humains sans armes ; *voyez* le §.
XIX, et la planche I, fig. V.

(165 Parmi les Russes il fit grand bruit.
Le prince Barantinski, traité par M. *Nouf-*
fer, fut guéri deux fois du *Taenia*. Les
Suisses étoient à la portée d'éprouver tous
les jours les bons effets de ces deux méthodes. Les nombreux succès que l'on
avoit obtenus avec la méthode de *Nouffer*,

publiés par les médecins français, con-
tribuèrent beaucoup à la rendre fameuse
en France.

(166) Voyez le §. VII.

(167) *Goeze, Versucheiner Naturgeschichte, etc., pag.* 276.

(168) Voyez le §. VII.

(169) *Rosenstein, Traité des Maladies
des enfans, en note, pag.* 343.

(170) Le nombre des malades que j'ai
guéris du *Taenia* par la méthode de *Nouffer*, monte à sept. Les *Taenia* étoient tous
armés et très-jeunes.

(171) Voyez la note n°. 183.

(172) Voyez la pl. I, fig. III.

(173) Voyez le §. CLXXVIII.

(174) Voyez le §. CXXIII.

(175) *Histoire de la Société royale de Médecine, an* 1776, *pag.* 279.

(176) *Praelectiones de cognoscendis et
curandis praecipuis corporis humani affec-
tibus, etc., pag.* 652.

(177) *Observata chirurgica, Altenburgi,*
1776, 8°., *Fasc. II, pag.* 127.

(178) *Medical cases and observations, etc.
pag.* 409.

(179) *Journal de Médec. , etc. vol. XLIX,* pag. 44, 333, 450.

(180) Voyez le §. CXXI.

(181) Catuputia major ; ricinus major (oleum ricini ; seu oleum palmæ christi ; vel oleum dekerna) offic. biennis Indiæ utriusque ; class. monœciæ ordin. monadelph ; foliis peltatis, subpalmatis, serratis.

(182) *Versucheiner Naturgeschichte, etc.,* pag. 303.

(183) *Ved Hungerbyler de oleo ricini medicamento purgante , et anthelmintico praestantissimo, Friburgi-Brigov. ,* 1780, 8°.

(184) *Medicina clinica ,* Ticini, 1794, 8°. , *vol. I, pag.* 146.

(185) Voyez *Venel , Précis de matière médicale, augmenté de notes par Carrère, Paris ,* 1787, *tom. II , pag.* 337.

(186) Voyez le §. CXXXII.

(187) Voyez *Journal de Médecine , an* 1768 , *tom.* 28 , *pag.* 44.

(188) Voyez le §. CXXXV.

(189) Voyez la note n° 115.

(190) Voyez le §. CXLVIII, Observation , et le §. CXLIX.

(191) *Traité de la génération des vers, etc.,* pag. 22.

(192) *The new dispensatory,* III edit., London, 1770, 8°., pag. 303.

(193) L'arsénic et l'antimoine sont très-souvent combinés à l'étain.

(194) Voyez *Hagen, Dissert. exhibens stannum, Regiomonti,* 1775, 4°., *part. I,* §. 25.

(195) Un malade entré dans l'institut clinique de l'hôpital de Pavie, dans l'hiver de 1797, que l'on douroit être attaqué d'un *Taenia,* prenoit six grains de limaille d'étain trois ou quatre fois par jour. Ayant été appelé par le gouvernement à Milan, j'en confiai le soin à un médecin instruit, mon collègue, qui, d'après l'exemple des Anglais, prescrivit en un seul jour une once de limaille de notre étain. Deux jours après, étant retourné à Pavie, je trouvai ce malade attaqué d'une véritable colique saturnine, et d'une paralysie commençante des extrémités inférieures. En moins d'une semaine, nous parvînmes à le guérir de cette terrible maladie ; et une chose singulière, c'est qu'il déposa avec les urines

un gros et même plus, d'une poudre très-blanche qui, ayant été examinée attentivement, se trouva être un véritable oxide blanc d'étain. L'étain qui avoit été administré n'étoit pas pur, mais combiné au plomb, quoiqu'en très-petite dose.

(196) Voyez le §. CLIV.

(197) *Traité de la génération des vers, etc.*, *pag.* 110.

(198) *Versucheiner Naturgeschichte, etc.*, *pag.* 277.

(199) Voyez *Medical observations and inquiries by a Society of physicians*, *London, vol. IV*.

(200) Avec ce remède j'ai guéri du *Taenia*, jusqu'à présent, quatre individus.

(201) Voyez *Bloch*, ouvrage cité.

(202) *Alix observata chirurgica*, *Fasc. II, pag.* 127.

(203) *Bilfinger, de Tetano, lib. singul.*, *Lindaviae*, 1763, 8°.

(204) *Fordyce, Fragmenta chirurgica et medica, Londini*, 1784, 8°.

(205) *Poudre d'Éthiopie, de Guy.* Prenez sept onces d'étain pur rapé, une once de mercure, un gros de soufre sublimé (fleur

de soufre), triturez le tout exactement dans un mortier , en poudre très - fine. La dose est de vingt à trente grains deux fois par jour. L'*aurum musivum* ou *musaïque*, est un des remèdes les plus efficacement employés contre les *Taenia*, surtout contre les armés. Cette préparation , plus active que la poudre de *Guy*, doit être ainsi composée. Faites fondre douze onces d'étain très - pur , ajoutez trois onces de mercure ; ce mélange réfroidi, triturez dans un mortier , jusqu'à le réduire en poudre très - fine ; et en le triturant, ajoutez sept onces de soufre sublimé (fleur de soufre), et trois onces de muriate d'ammoniaque. La dose est de dix grains deux fois par jour.

(206) *Fothergill, Medical observat. and. inquiries*, etc. *Lindmann;* voyez *Salzburg., Medicin, chirurg., Zeit.* , 1791 , *I B.* , *pag.* 304 , recommandent de prescrire une once de limaille d'étain pendant six jours de suite , et d'ordonner un purgatif dans le septième jour.

(207) *Observata chirurgica , Fasc. II, etc.*

(208) Il n'y a pas long-temps que M. *Ma-*

thieu, décoré de l'honorable titre de conseiller de la Cour par le roi actuel de Prusse, qui lui accorda en outre une pension considérable pendant toute sa vie, a publié la méthode qu'il avoit employée avec tant de succès, pendant plusieurs années, pour expulser l'une et l'autre espèce de *Taenia*. L'humanité sera toujours reconnoissante à Frédéric Guillaume III d'avoir rendu publique, au profit de tout le monde, une méthode qui doit être la plus efficace de toutes celles qui ont été recommandées jusqu'à présent. Les électuaires que M. *Mathieu* administre à ses malades sont doux ; le premier est marqué par la lettre A, et l'autre par la lettre B.

Premier électuaire, A. Prenez une once de limaille très-fine d'étain anglais, six gros de racine de polipode, fougère mâle, une demi-once de semence sanctolique, un gros de racine résineuse de jalap et de sulfate de potasse (sel policreste), et du miel suffisante quantité pour faire un électuaire.

Deuxième électuaire, B. Prenez deux

scrupules de poudre de racine résineuse de jalap et de sulfate de potasse, un scrupule de scammonée d'Alep, dix grains de gomme gutte, et du miel en quantité suffisante pour former un électuaire.

Si l'on veut se servir de cette méthode pour expulser les *Taenia*, il faut suivre les quatre règles suivantes :

1°. Quelques jours avant, le malade sera mis à une diète convenable ; il fera usage de substances salées, par exemple, de quelques harengs, de potages légers, de bouillons maigres et de légumes.

2°. On commencera le traitement en administrant au malade, toutes les deux heures une cuillerée à café de l'électuaire A. On doit continuer ce régime pendant deux ou trois jours, jusqu'à ce que le ver se fasse bien sentir dans les intestins, et alors,

3°. L'on prescrit au malade l'électuaire B ; et il en prendra aussi toutes les deux heures une cuillerée à café, jusqu'à ce que ce ver soit expulsé. L'on facilite l'expulsion du *Taenia* avec quelques cuillerées d'huile récénte de ricin, ou avec quelques lavemens de cette même huile.

4°. L'âge, le sexe, et le tempérament du malade peuvent demander une modification considérable dans la dose des remèdes annoncés ; c'est pour cette raison que le traitement doit être dirigé et modifié par un médecin instruit.

Enfin, on doit faire attention que la vertu de l'électuaire A dépend en grande partie de la racine de polipode, fougère mâle ; c'est pour cela qu'il est nécessaire que cette racine soit récente et de ne réduire en poudre que sa partie interne et dure. Cette poudre aura une couleur roussâtre ; *aoyez Hartenkeil, Medicinisch - chirurgische, Zeitung*, 1800, *II Band, pag.* 293.

(209) Voyez les § §. XXVII, LXXXIV et suiv.

(210) Voyez les §§. LXXXIV, LXXXV, LXXXVI.

(211) J'ai été le premier à faire usage de cette plante ; je l'ai observé très - efficace dans les hydropisies asthéniques, dans les obstructions, dans les scrophules, et gé-

néralement dans tous les cas de langueur et d'inertie du système lymphatique. La figure de cette plante très - utile se trouve dans la première partie de mes *Annotazioni medico-pratiche sulle diverse malattie trattate nella Clinica medica di Pavia negl' anni* 1797 *et* 1798, et l'on peut voir la description avec les observations pratiques, dans la première partie, cap. III dudit ouvrage.

(212) *Toxicodendres officinaux*, ou les *rhus radicans* et *toxicodendron* de *Linné*. J'ai employé, avec le plus grand succès, ces deux plantes très - venimeuses dans le cas de langueur du système nerveux, et principalement dans les paralysies qui sont la suite des apoplexies nerveuses. Ce n'est point ici le lieu de rapporter les gué-risons merveilleuses opérées par les feuilles de ces deux plantes. Je l'annonce sim-plement pour encourager les médecins à se servir de ces remèdes, lorsque l'indi-cation demande de secouer la force ner-veuse, et d'exciter avec énergie tout le système des vaisseaux. On les administre en poudre, à la dose d'un huitième de

grain dans le sucre, deux et trois fois par jour, et en augmentant la dose jusqu'à deux grains, administrés trois et quatre fois par jour. Si le malade, après en avoir commencé l'usage, ressent un sentiment de cardialgie, ou, pour mieux dire, de chaleur dans l'estomac, il faut alors en diminuer la dose. Les caractères botaniques de ces deux plantes sont les suivans :

Rhus radicans Linn. class. pentandr. ord. trigny. , foliis ternatis , foliolis petiolatis ovatis nudis integerrimis , caule radicante.

Rhus Toxicodendron Linn. class. et ord. praeced. , foliis ternatis , foliolis petiolatis angulatis pubescentibus , caule radicante.

(213) Voyez les §§. LXXXVII, LXXXVIII, LXXXIX.

(214) Voyez la note à la Leçon III, n°. 15.

(215) Voyez le §. CXX.

(216) Voyez le §. CXIX.

(217) Voyez le §. CXXVII.

(218) Le docteur *Heberden* dit, *voyez Rosenstein, Traité des Maladies des en-*

fans, etc., pag. 319, qu'un homme attaqué par des douleurs d'estomac très - violentes, de nausées, de vomissemens et
de constipation, perdit tout-à-fait l'appétit et le sommeil ; et en très-peu de temps
il devint émacié, et n'étoit plus en état de
pouvoir marcher. L'estomac durci se retira vers l'épine. Les urines ressembloient
à du sérum, et déposoient un sédiment
blanchâtre. Après s'être inutilement servi
de plusieurs médicamens, il adopta le
pareil qu'on lui avoit donné, qui étoit de
boire de l'eau salée. Il fit donc dissoudre
deux livres de muriate de soude dans quatre
livres d'eau, qu'il prit dans l'espace d'une
heure. Cette boisson le dérangea beaucoup, et lui occasionna enfin un vomissement violent qui lui fit rendre une
quantité de vers, et il en évacua plusieurs
autres avec six ou sept selles sanguino-
lentes, après une constipation obstinée de
quatorze jours. Remis de ses secousses, il
reprit la même dose d'eau salée. L'effet
fut à peu près le même, et il évacua le
restant des vers morts. Après s'être ainsi
guéri, il s'habitua à prendre, deux ou trois

jours avant chaque nouvelle lune , une demi - livre de muriate de soude dans une livre d'eau , pour s'assurer de son état. Il est très - probable que s'il eût diminué la dose du sel , il auroit obtenu les mêmes avantages sans souffrir le dérangement et les paralysies.

(219) Les lavemens d'émulsion de gomme arabique, de décoctions de riz , les dissolutions d'amidon sont aussi très-bons , etc.

(220) Voyez le §. XXXVIII.

(221) Voyez le §. XLII.

(222) Voyez le §. XXXVIII.

(223) Voyez le §. CXXII.

(224) Voyez le §. CXXVI.

(225) Voyez le §. CXXX.

(226) Voyez le §. CXXXI.

(227) Voyez le §. CXXXIV.

(228) *Traité des Maladies des enfans, etc.*

(229) Voyez *Rosenstein* , ouvrage cité.

(230) *Elixir sulfurique (vitriolique) de Mynsicht.* Prenez une once et demie d'herbe de menthe poivrée, et de *sauge offic.* ; une once de racine de *calamus* , de *galanga*

minor, et de fleurs de casse ; trois gros de *cardamomus minor*, et deux onces d'écorce de citron incisée et contuse : mettez en infusion dans trente - six onces d'esprit-de - vin rectifié ; laissez en digestion pendant trois jours ; filtrez et exprimez la liqueur, et ajoutez six onces d'acide sulfurique (vitriolique) allongé ; la dose est de soixante à cent gouttes.

(231) Voyez §. XXXIX.

(232) *Voyage aux sources du Nil, etc.*

(233) Une poignée de fleurs doit être mise en infusion dans quatre livres de vin ou de bierre, pendant l'espace de douze heures. Cette plante appartient à la *tetrandria monogynia.*

(234) Voyez le §. CLXXVIII.

(235) *Traité des Maladies des enfans, etc.,* pag. 320.

(236) Nous avons déjà remarqué que le mercure bouilli dans l'eau, lui communique quelques - unes de ses particules. On pourroit se servir, en place, d'une solution de muriate doux, de mercure sublimé (mercure doux), ou la décoction de tanaisie.

(237) Voyez le §. XCV.

(238) Voyez le §. CX.

(239) Voyez le §. CXXXIV.

(240) Voyez les §§. CXV, CXVII.

(241) Voyez le §. CXVI.

(242) Voyez le §. CXVIII.

(243) Voyez le §. CXIX.

(244) Voyez le §. CXX.

(245) Voyez le §. CXXIII.

(246) Voyez le §. CXXIV.

(247) Voyez le §. CXXVI.

(248) Voyez le §. CXXIX.

(249) Voyez le §. CXXXI.

(250) Voyez le §. CXXXII.

(251) Voyez le §. CXXXVII.

(252) *Traité des Maladies des enfans, etc.,* *page*......

(253) *Elixir de rhubarbe.* Prenez trois onces de rhubarbe d'Alexandrie , une once de raisin sec, une demi-once de la substance blanche de l'écorce d'oranger, deux gros de racine de réglisse, quatre scrupules de *cardamomus minor* ; le tout coupé et écrasé, mettez en digestion pendant deux jours dans deux livres de vin choisi ; repassez et ajoutez une demi-

once d'extrait de tanaisie, et trois onces de sucre blanc.

(254) *Helleborus fœtidus offic. class. po-lyandria ord. polygynia , perennis, caule multiflioro folioso , foliis pedatis.* Bisset con-seille de prescrire quinze grains de ses feuilles séchées en poudre , ou un gros de sirop préparé avec le suc des mêmes feuilles. On peut y ajouter une petite quantité d'élixir de rhubarbe.

(255) *Traité des Palpitations du cœur, etc.*

(256) *Helleborus niger, seu melampo-dium offic. class. et ord. praecedent. Pe-rennis , alpin. , scapo subbifloro subnudo , foliis pedatis.*

(257) Voyez le §. CXXI.

(258) Voyez le §. CXXII.

(259) *Fragmenta Chirurgica et Me-dica , etc.*

(260) *Helmintochorton historia, natura atque vires; Argentorati , 1780 , 4°.*

(261) *Conserva helminthochorton Linn. Fucus helminthochorton seu coralina me-litocorton , lemitochorton ; coralina Cor-siana offic. class. cryptogamia , ord. algae.*

Il naît dans l'île de Corse , sur les rivages de la mer ; les médecins français s'en sont servi avec le plus grand avantage pour expulser les Lombricoïdes. *Gazette de Santé*, 1777.

(262) On administre l'helminthochorton en poudre , à la dose d'un scrupule ou demi-gros , combiné à la racine de polipode, fougère mâle, ou en décoction , uni à quelqu'autre vermifuge.

(263) Voyez les § §. C , CI , CIII.

(264) Voyez le §. CII.

(265) *Historia constitutionis epidemicae verminosae , etc. , pag.* 57.

(266) Voyez le §. CIV.

(267) Tels sont l'*assa-fœtida* , §. CXIX ; le camphre , §. CXXII ; la valériane offic., §. CXXIV ; le muriate d'ammoniac, §. CXXIX ; le muriate de barite, §. CXXX ; les martiaux, §. CXXXI ; le pétrole, §. CXXXIII ; le muriate de soude, §. CXXXIV ; le zinc sublimé, §. CXXXVI.

(268) Voyez les § §. LX , LXI , CIV.

(269) Voyez le §. CVIII.

(270) Ce que l'on obtient par l'usage de

l'écorce du Pérou, de la cascarille, des martiaux et autres semblables, et par un régime diététique nourrissant, enfin, par un traitement vraiment tonique dans toute son extension.

FIN DES NOTES DE LA QUATRIÈME LEÇON.

━━━━━━━━━━━━━━━━━━━━━━━━

EXPLICATION
DES PLANCHES.

PLANCHE PREMIÈRE.

Fig. I. Tête, cou et le commencement de la partie moins avancée en âge d'un *Tænia* humain armé (cucurbitain).

a, Tête armée de petits crochets. — b. Protubérances de la tête en forme de crochets.— a c c, longueur et progression du cou. — c d, cou du *Taenia* qui va se convertir graduellement en corps. Les anneaux moins complets du cou deviennent de plus en plus plus larges et plus longs à mesure qu'ils s'approchent. a d.

Fig. II. Corps d'un *Tænia* humain armé (cucurbitain) pas encore développé, mais cependant de la même espèce de celui de la fig. III, quoique les anneaux soient moins larges et sans papilles alternes visibles.

Fig. III. Morceaux d'un *Tænia* moyen armé (cucurbitain), de la longueur de vingt-cinq bras (vingt-cinq mètres cent-cinquante décimètres.)

a a a a a a a , Papilles latérales d'un côté. — b b b b b b b b, Papilles latérales de l'autre côté, de manière que les unes et les autres sont alternativement disposées. — c c , Nœud double rencontré dans le corps du *Taenia*.

Fig. IV. *Tænia* sans armes (large) humain de *Marx*.

a, Tête sans armes. — a b, son cou. — c c c c, Nœuds simples. — d d, Nœuds doubles. — e, Anneaux plus larges et plus longs que l'on rencontre dans le corps de ce *Taenia*.

Fig. V. *Tænia* sans armes (large) humain de *Bonnet*.

A, Tête sans armes. — A B, Cou. — B C, Partie plus étroite du corps de ce *Taenia*. — C D, Partie plus large de son corps qui continue jusqu'à la fin — c c c c c, Sillon longitudinal qui est parallèle à la longueur du ver, et parfaitement visible dans ces points. — m m, Petites papilles perforées que l'on observe à la superficie des anneaux.

Fig. VI. Autre tête d'un *Tænia* armé (cucurbitain) de grandeur naturelle.

a, Partie antérieure de la tête où l'on voit à nu la trompe. — b, Le cou.

Fig. VII. Tête d'un *Tænia* sans armes (large) faite

durcir par *Bonnet* dans l'esprit-de-vin , où elle fut plongée pendant trois ans, et agrandie au microscope.

F, La tête —b b, Tube de la trompe. *Bonnet* supposa que cette ligne obscure fut le signe de la réunion des deux lèvres de sa bouche.

Fig. VIII. Partie antérieure de la tête d'un *Tænia* humain armé (cucurbitain) observée avec le microscope.

a b c d, Les quatre canaux latéraux qui s'étant ouverts en un quarré , parcourent toute la longueur du ver. On les appelle aussi papilles , petites bouches , etc. — e f, Couronne en forme de petits crochets , appelée circulaire et étoilée, dans le centre de laquelle est située la trompe.

Fig. IX. *a r*. Tête d'un *Tænia* humain sans armes (large), vu avec une lentille simple, qui est fournie tout à l'entour des filamens blanchâtres *f f f f f f f f*.

Fig. X. Trois longs anneaux d'un gros *Tænia* armé (cucurbitain), situés immédiatement à la fin du cou et au commencement du corps.

a b c, Papilles latérales alternes.

Fig. XI. Trois anneaux d'un gros *Tænia* armé (cucurbitain) pris dans la partie plus large de son corps.

a b c, Papilles latérales. — d e, Canal longitudinal central qui correspond au sillon longitudinal, que l'on observe aussi dans les *Taenia* larges , comme dans la fig. V c c c c c. Ce canal est appelé communément moyen et commence avec la trompe.

Fig. XII. Morceaux de *Tænia* large, dans lequel on voit une raie noueuse qui se porte d'une partie à l'autre de son corps. Sa forme extérieure n'est point constante. Suivant *Bonnet*, il ressemble quelquefois à un cordon bleu ou pourpré , comme dans cette fig. r r r.

Fig. XIII. Raie noueuse r r r, marquée dans la fig XII, qui observée au microscope est un agrégat d'ovaires , (regardé par *Bonnet* comme un corps glandulaire) construites à la manière d'une fleur c c.

Fig. XIV. *g g g*. Trois grappes d'ovaires , indiquées dans la fig. XIII, et vues avec une loupe plus grande.

Fig. XV. Un des susdits agrégats d'ovaires isolé et observé avec le microscope.

Fig. XVI. Nœuds triples d'un petit *Tænia* humain armé (cucurbitain) remarqué par *Werner*.

PLANCHE SECONDE.

Fig. I. Morceaux d'un gros *Tænia* humain armé (cucurbitain) qui présente les articulations unies ensemble , de grandeur naturelle , et pris de la plus grosse partie du corps de ce ver.

a , Petite bouche ouverte dans une papille latérale. — b c d , Autres petites bouches dans la partie latérale opposée. — e , Autre petite bouche dans la partie latérale a. — f , Autre petite bouche à la partie latérale opposée. — g h , Petites bouches alternes. — 1 2 3 4 5 6 , Petites bouches de suite dans une seule partie latérale. — i k , petites bouches dans la partie latérale opposée , et de cette manière dans toute la longueur du ver.

Fig. II. Deux nœuds des plus grands du gros *Tænia* humain armé.

a b , Papilles avec les petites bouches ouvertes , situées dans une seule partie latérale , comme dans la fig. I. — c, Connexion réciproque des anneaux.

Fig. III. Une des papilles avec la petite bouche ouverte, que l'on rencontre aux parties latérales du gros *Tænia* humain armé. L'ouverture est de grandeur naturelle , et *Goeze* fait remarquer qu'elle semble partagée par une ligne centrale.

Fig. IV. Trois ovaires du *Tænia* humain sans armes (large) , agrandies avec le microscope (n°.I , tub. A). L'on y voit renfermé les petits œufs. Ces ovaires sont plus pointus que ceux du *Tænia* humain armé (cucurbitain).

Fig. V. OEufs exprimés d'une des petites bouches que l'on observe dans les plus grosses articulations d'un gros *Tænia* humain armé (cucurbitain). Ces ovaires sont agrandis aussi avec le microscope (n°.6, tub. A).

Fig. VI. Quatre œufs d'un *Tænia* humain armé (cucurbitain , exprimés comme ci-dessus , et observés avec le microscope (n°. 1 , tub. A) a b c d émisphères, ou mieux ovaires , où l'on trouve renfermée une quantité immense d'autres petits œufs.

Fig. VII. Deux autres œufs du *Tænia* humain armé (cucurbitain) , agrandis avec le microscope (n°. 1 , tub. A). Ces prétendus œufs sont enfin deux véritables ovaires remplis d'œufs.

Fig. VIII. Peloton de Vers vésiculaires , qui , unis avec un autre semblable , a été rencontré dans les deux ventricules latéraux du cerveau humain. Sa figure s'approche de celle d'une petite grappe. Dans

chaque ventricule ce peloton vermineux étoit parallèle au plexus chorroïde, comme on le voit dans
la planche III.

a a a, Pétiole du peloton vermineux vésiculaire.—b b,Petites vessies qui constituent les Vers vésiculaires humains (hermites)
attachés et pendans au pétiole. — c c , Vers vésiculaires plus
petits et presqu'imperceptibles à l'œil nu.

Fig. IX. Un Ver vésiculaire humain (hermite) agrandi
avec le microscope.

a , Tête semblable à celle d'un *Taenia* humain armé (cucurbitain), représenté dans la planche I , fig. VI. — a b , Cou. —
b c Vessie , ou mieux corps du Ver vésiculaire humain , auquel on a ôté la membrane externe pour relever ses fibres
circulaires.

Fig. X. Vessie qui a été prise de la substance médullaire du cerveau d'une brebis , l'on voit sur sa superficie interne différentes petites grappes blanches ,
unies ensemble , qui sont autant de colonies de Vers
Vésiculaires sociaux. On les a présentés ici dans leur
grandeur naturelle.

a b c d e , Cinq de ces colonies séparées.

Fig. XI. Autre semblable vessie de grandeur naturelle,
dans laquelle les susdits Vers vésiculaires sociaux
sont en partie détachés et artificiellement distendus.

a b c d e f , Vers vésiculaires sociaux distendus. — g g g , Points
où ils sont attachés à la vessie coloniale ou maternelle. —
h h h , Véritable tête de ces Vers vésiculaires. — i k l , Vers
vésiculaires sociaux , que l'on trouve intérieurement avec la
tête tirée en dedans.

Fig. XII. A B. Deux Vers vésiculaires sociaux
qui forment partie de colonies décrites et agrandies
avec une loupe foible, (n°s. 1. 2).

a a , Tête du ver. — b b , Partie postérieure fournie de deux
pointes en forme de crochets, avec lesquelles il s'attache aux
petites vessies représentées dans les fig. X , XI.

Fig. XIII. Lobe de la substance médullaire du cerveau
d'une brebis qui avoit des vertiges , dans lequel on
peut voir à la partie *a b c* la grandeur naturelle de
la cavité où étoient renfermées les petites vessies des
fig. X , XI.

Fig. XIV. Morceau froissé de la membrane qui constitue
les susdites petites vessies

Fig. XV.- Un desdits Vers vésiculaires sociaux, qui ,
étant réunis en colonie , sont situés sur les petites

vessies des fig. X, XI, isolé, comprimé et vu avec
le microscope (n°. 6).

a b , Rides protubérantes qui recouvrent les deux tiers de son
corps à la manière d'une spirale. — c d , Deux très-petites
vessies, ou mieux papilles destinées à sucer. — e , Couronne
avec des crochets élevés sur sa superficie.

Fig. XVI. Autre ver Vésiculaire social de ceux déjà
démontrés , agrandi avec le microscope (n°. 3,
tub. A), un peu comprimé, mais bien distendu.

a b , Son corps recouvert d'une infinité de petites molécules. —
c c , La queue déjà attachée à la vessie. — d d d d , Les quatre
petites vessies, ou papilles , qui sucent. — e f, La couronne
à double crochets.

Fig. XVII. Un tiers des susdits Vers vésiculaires
sociaux attachés à leur portion de vessie et agrandis
avec le microscope (n°. 4 , tub. A).

a , Son adhérence à la vessie. — b b , Son corps détaché. —
c d e , Les papilles qui sucent , déchirées. — f, Couronne
avec des crochets que l'on rencontre sur sa superficie avec la
trompe tirée en dedans.

PLANCHE TROISIÈME

Section horizontale du cerveau pour mettre à découvert
les deux ventricules latéraux, dans lesquels on a
découvert, dans chacun d'eux , un peloton de Vers
vésiculaires humains (hermite), qui parcourt le long
des plexus chorroïdes.

a a a , Circonférence du cerveau. — A A , Les deux pelotons de
Vers vésiculaires humains (un dans chaque partie latérale)
qui en partant du fond de chaque ventricule , suivent la marche des plexus chorroïdes et vont se réunir ensemble à angle
aigu , par le moyen d'un petiol particulier, dans la partie
antérieure des deux ventricules. — B B , Plexus chorroïdes
auxquels adhérent les pelotons des Vers vésiculaires humains
(hermite).

PLANCHE QUATRIÈME.

Fig. I. Tricocéphale humain mâle , représenté dans sa
grandeur naturelle, dans lequel on voit la partie
postérieure repliée en spirale.

Fig. II. Tricocéphale humain femelle , plié dans sa
grandeur naturelle.

Fig. III. Tricocéphale mâle, agrandi au microscope
(n°. 4, tub. A).

a, Tête qui devient insensiblement ronde. — a b c d e f, Trajet du tube intestinal. — g h, Lignes transversales faites forme d'anneaux entassés. — k, Tube intestinal. — l m, Corps cylindrique entouré d'une très-mince canulle, porté au-dehors par la seule pression. Ne pourroit-elle pas être une des principales parties du mâle ? En vérité dans tous ces viscères l'on ne rencontre pas la moindre trace d'œufs ou d'embryons.

Fig. IV. Extrémité postérieure du Tricocéphale femelle (fig. II), tronqué au commencement des anneaux transverses, et vue avec le microscope (n°. 4, tub. A).

a. Dernière extrémité de la queue totalement obtuse et différente de celle du mâle. — b c, Intestin vermiculaire entortillé. Dans les femelles il est entièrement rempli d'œufs ; et d c marche autour du tube intestinal, en s'étendant de f jusqu'à l'ouverture g.

Fig. V. *a b*. Deux œufs du Tricocéphale humain femelle, observés au microscope (n°. 2, tub. A). Dans un sac entortillé on en a trouvé plusieurs centaines.

Fig. VI. Tricocéphale du *lacerta-apoda*, comme il nous a été représenté et décrit par *Pallas*.

a, Tête, ou extrémité antérieure, fournie d'un petit bouton. — b, Extrémité postérieure, ou queue à double crochets. — c, Partie écailleuse entortillée vers l'extrémité postérieure. — A, Tête, bouche et couronne, avec des crochets agrandis avec le microscope.

Fig. VII. Ascaride vermiculaire humain de grandeur naturelle.

a, Tête. — b, Queue.

Fig. VIII. Ascaride vermiculaire mâle, observé avec le microscope (n°. 4, tub. A).

a, Tête latéralement fournie des deux proéminences ovales b c, séparées au milieu par la bouche a. — a d, Canal mince qui en s'ouvrant dans la bouche et ensuite en s'élargissant et en se rétrécissant, s'unit à l'estomac et au tube intestinal. — X, masse triangulaire, ou mieux estomac. — e f, Tube intestinal qui termine en g h. — i, Petite ouverture qui sert pour donner passage aux excrémens et aux parties de la génération. — d l, Petit canal blanc qui, passant sous la masse triangulaire x et le tube intestinal f g, s'étend jusqu'à la dernière extrémité de la queue k l. C'est là que sont probablement renfermées les organes qui servent à la génération du sexe mâle, qui communique au dehors par l'ouverture i. — l m, Extrémité très - mince de la queue, perforée de très - petits corps.

Fig. IX. Ascaride vermiculaire femelle agrandi avec le microscope (n°. 4, tub. A).

a, Proéminences situées à l'extrémité supérieure de la tête, à peine visible dans un Ascaride mort. — b c, Deux proéminences ovalaires en forme de mâchoire, comme dans le mâle, séparées par la bouche a. — a d, Canal qui sert pour les alimens et qui va se terminer dans l'estomac e, qui communique avec le tube intestinal depuis f jusqu'à g, d'où l'on découvre encore le tube transparent g h, qui probablement est un appendice du tube intestinal. — i, Appendice considérable à la queue, et pour cela caractéristique dans les femelles. — k, Vagin par lequel l'Ascaride vermiculaire femelle dépose ses fœtus. — l, Endroit où sort le petit canal qui forme le vagin k. Les corps obscurs depuis f jusqu'à g sont des fœtus, que l'on peut expulser en grande partie du vagin k, par la simple pression.

Fig. X. Un morceau de membrane d'un Ascaride vermiculaire femelle, comprimé et observé avec les fœtus au microscope (n°. 1, tub. A).

Fig. XI. Fœtus d'un Ascaride Vermiculaire agrandi avec le microscope (n°. 1, tub. A).

PLANCHE CINQUIÈME.

Fig. I. Tout le corps d'un Lombricoïde, situé de manière que l'on peut observer ses quatre lignes latérales.

a, Tête à trois lobes. — b, Dernière extrémité, ou queue. — c d e f, Les quatre lignes latérales.

Fig. II. Queue du Lombricoïde.

a, tubercule, au-dessous duquel l'on découvre l'ouverture extérieure du tube intestinal. — b, Terminaison de l'extrémité obtuse.

Fig. III. La même queue considérée dans sa partie supérieure.

a, Orifice. — b, Fin de la queue,

Fig. IV. Tête du Lombricoïde observée à sa partie antérieure.

a a a a, Corps du Lombricoïde, ou plutôt les quatre lignes blanches qui marchent en ligne parallèle sur la superficie de son corps. — b, Vue antérieure de la tête munie des trois proéminences hémisphériques dans le Lombricoïde mort, qui sont pyramidales dans le Lombricoïde vivant. Dans le centre est située la bouche trilabiée.

Fig. V. Membrane extérieure du Lombricoïde observée dans sa partie interne.

a b c d, Lignes longitudinales. — e e e, Petits anneaux qui occupent l'espace laissé par les lignes longitudinales.

Fig. VI. Lombricoïde mâle, ouvert longitudinalement,

distendu et retenu dans cette position par le moyen de six aiguilles.

a, Les trois hémisphères de la bouche. — a b, Œsophage. — b h, Estomac et ensuite intestin. — i, Vaisseaux blancs, l'origine duquel est recouverte par l'estomac. — c, Queue. — e c, La verge, *penis*. — f e, Vessie seminale. — d, Intestin. f g g, Vaisseaux spermatiques.

Fig. VII. Vaisseaux spermatiques du Lombricoïde mâle hors de leur situation naturelle.

a b, *penis*. — b c, Vessie seminale. — c d, Longueur et entortillement des vaisseaux spermatiques ou déférens.

Fig. VIII. Lombricoïde femelle, ouvert aussi longitudinalement.

a, Bouche trifide. — a b, Œsophage. — b c, Estomac. — e f, Grand intestin coloré en noir, la partie moyenne duquel c e est recouverte par les vaisseaux spermatiques. — d d, Grand vaisseau blanc situé sous l'œsophage et l'estomac. — g, Extrémité de l'oviductus. — g h, Vagin flexueux. — h, Point de division où sont repliées les deux cornes de l'utérus, qui en devenant plus étroites et merveilleusement repliées, occupent tout l'espace k h.

Fig. IX. *Uterus* d'un Lombricoïde femelle avec les parties adjacentes, le tout hors de situation.

a, Orifice extérieur. — b b, Commencement de deux extrémités de l'uterus même. — e e e e, Peloton d'œufs renfermés dans ces extrémités, ou plutôt cornes de l'utérus. — d d, Circonvolution admirable des extrémités plus minces des cornes. — c c, fin des cornes : là, après avoir formé une petite vessie, ils se changent en rameaux très-minces.

Fig. X. La partie de la peau du Lombricoïde femelle qui correspond exactement à sa ligne blanche ventrale : là s'ouvre l'oviductus ; le tout vu au microscope.

a a, Ligne ventrale blanche. — b, Parenchyme qui se trouve au-dessous. — c, Ouverture de l'oviductus, qui étant arrivé au point e, prend le nom de vagin. — e, Division des cornes de l'utérus. — d d, Cornes de l'utérus coupées horizontalement.

Fig. XI. Œufs de Lombricoïde femelle examinés avec le microscope. Quelques-unes *a a* sont d'une figure ronde : d'autres *b b* s'approchent plutôt de la forme ovale. Dans toutes, indépendamment de la superficie extérieure villeuse, l'on y voit une ligne spirale, regardée par *Werner* comme l'ébauche du nouveau Lombricoïde.

FIN DE L'EXPLICATION DES PLANCHES.

TABLE
DES MATIERES.

QUATRIÈME LEÇON.

Vermifuges végétaux.

FIN DE LA TABLE DES MATIÈRES.

ERRATA.

Page 11 , ligne 2 , au lieu de *Clerici* , lisez *Lecler*.

Page 18, ligne 8 , au lieu de *note* (45) , point de *note*.

Page *idem* , ligne 10 , au lieu de *note* (46) , lisez *note* (45) , et ainsi de suite jusqu'à la note (120).

Page 197 , ligne 22 , au lieu de *qu'ils existent* , lisez *qu'il existe*.

Page 231 , ligne 4 , au lieu de *favorisant* , lisez *qui favorise*.

Page 241 , ligne 22 , au lieu de *ou du exprimé* , lisez *ou suc exprimé*.

Page 243 , ligne 4 , au lieu de *santonique* , lisez *santolique*.

Page 256 , ligne 2 , au lieu de *ammoniac* , lisez *ammoniaque*, et de même dans tout le courant de l'ouvrage.

Page 265 , ligne 10 , au lieu de *remittentes* , lisez *renittentes*.

Page *idem* , ligne 15 , au lieu de *Huteland* , lisez *Hufeland*.

Page *idem* , ligne 16 , au lieu de *Huteland* , lisez *Hufeland*.

Page 269 , ligne 12 , au lieu de *d'après résultats* , lisez *d'aprè les résultats*.

Page 272 , ligne 15 , au lieu de *dose*, lisez *doses*.

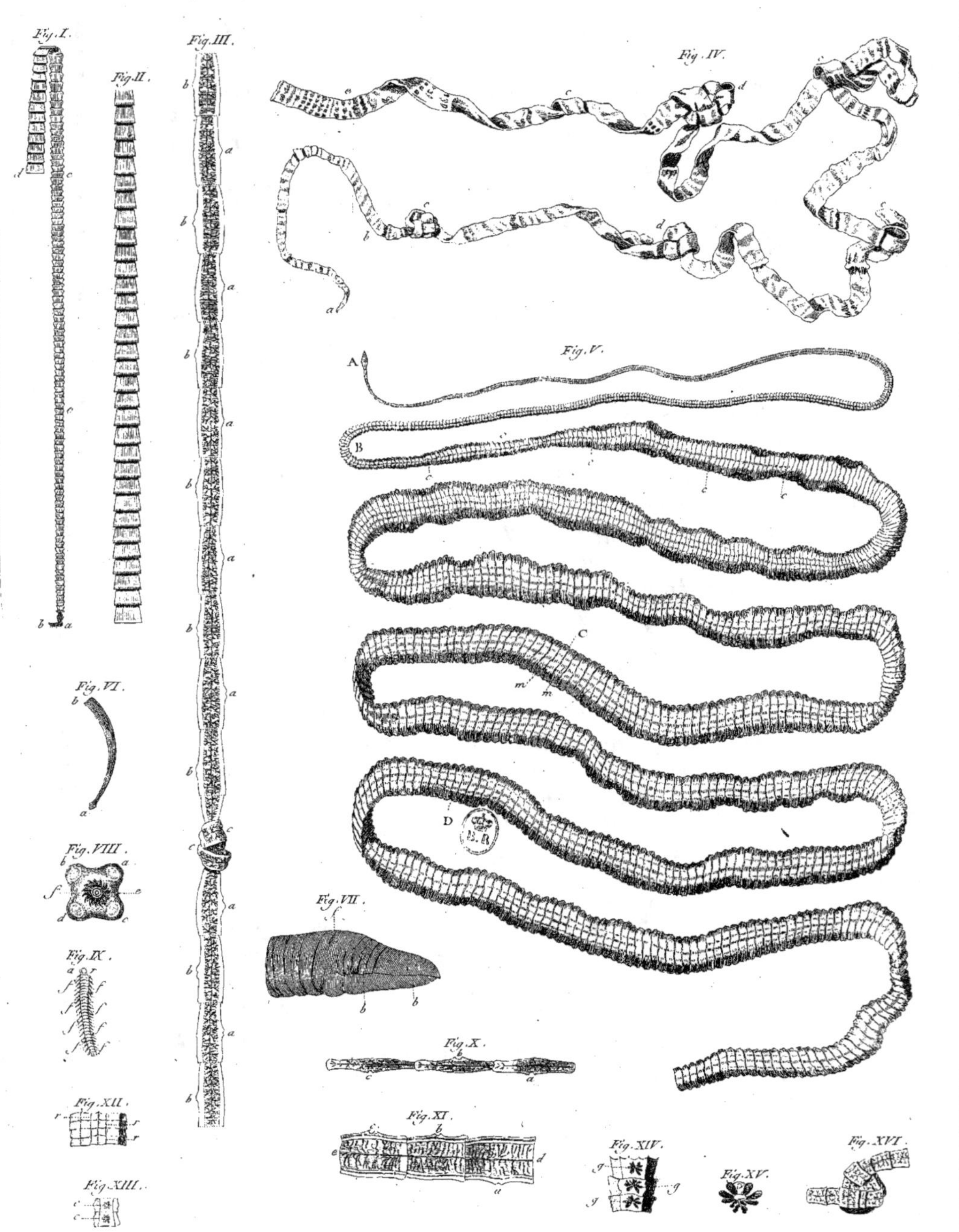

Pl. I.
Fig. I.
Fig. II.
Fig. III.
Fig. IV.
Fig. V.
Fig. VI.
Fig. VII.
Fig. VIII.
Fig. IX.
Fig. X.
Fig. XI.
Fig. XII.
Fig. XIII.
Fig. XIV.
Fig. XV.
Fig. XVI.
Gravé par N. Ransonnette.

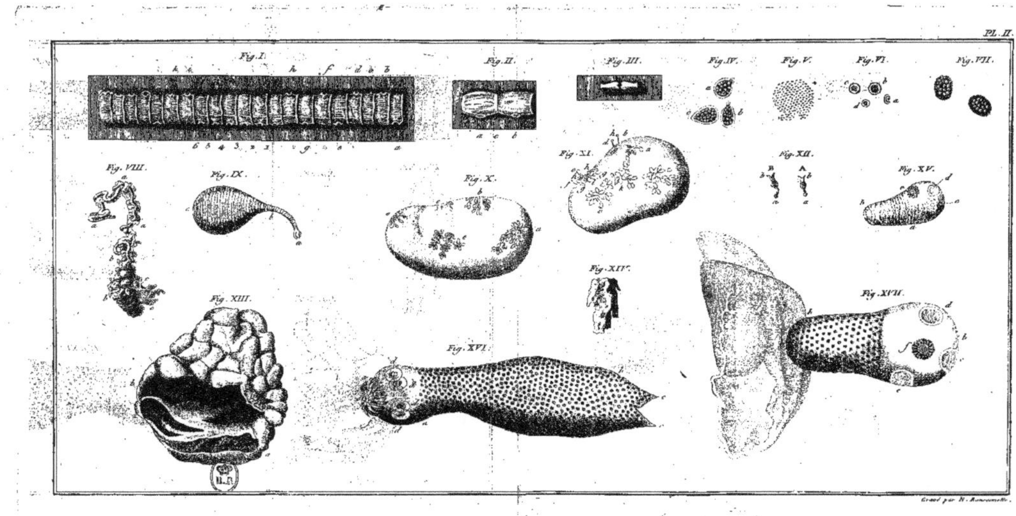

Gravé par H. Roussette.

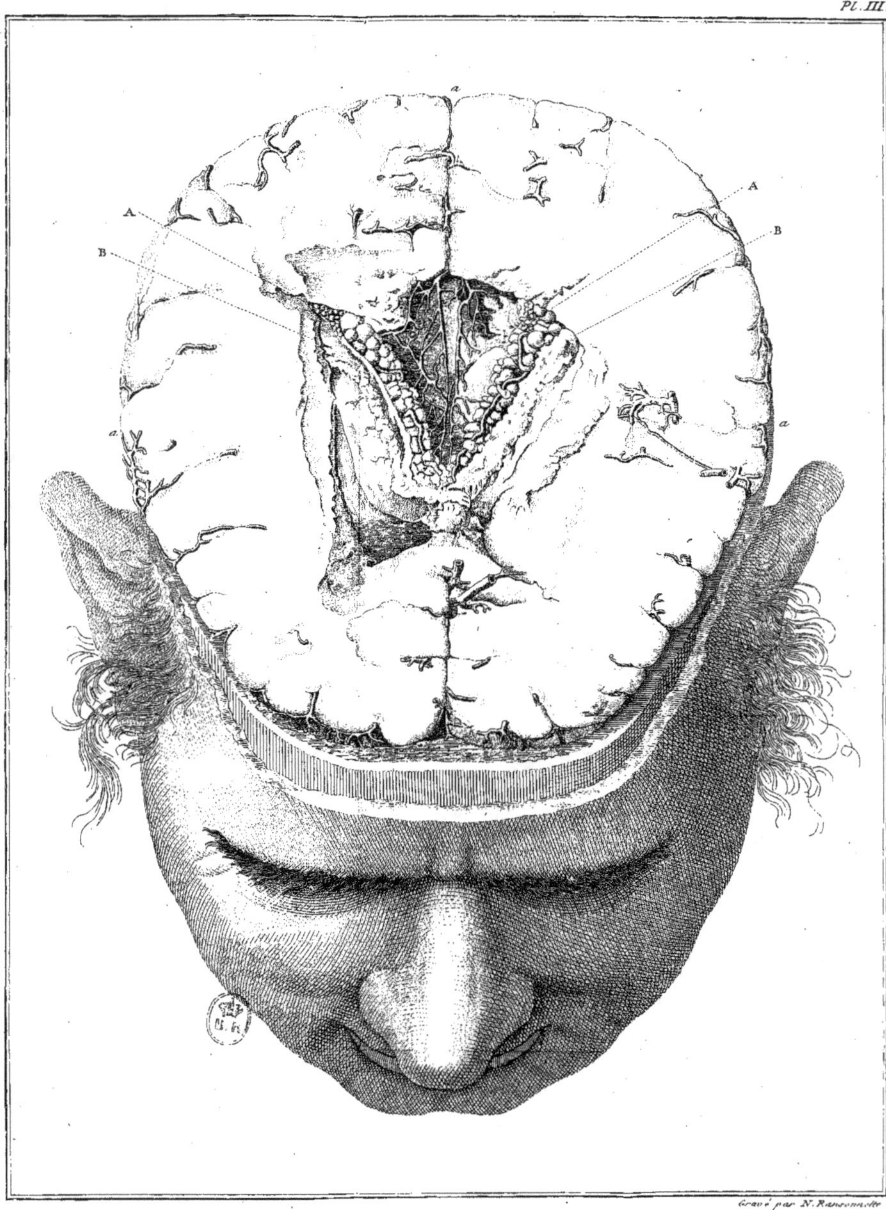

Gravé par N. Ransonnette

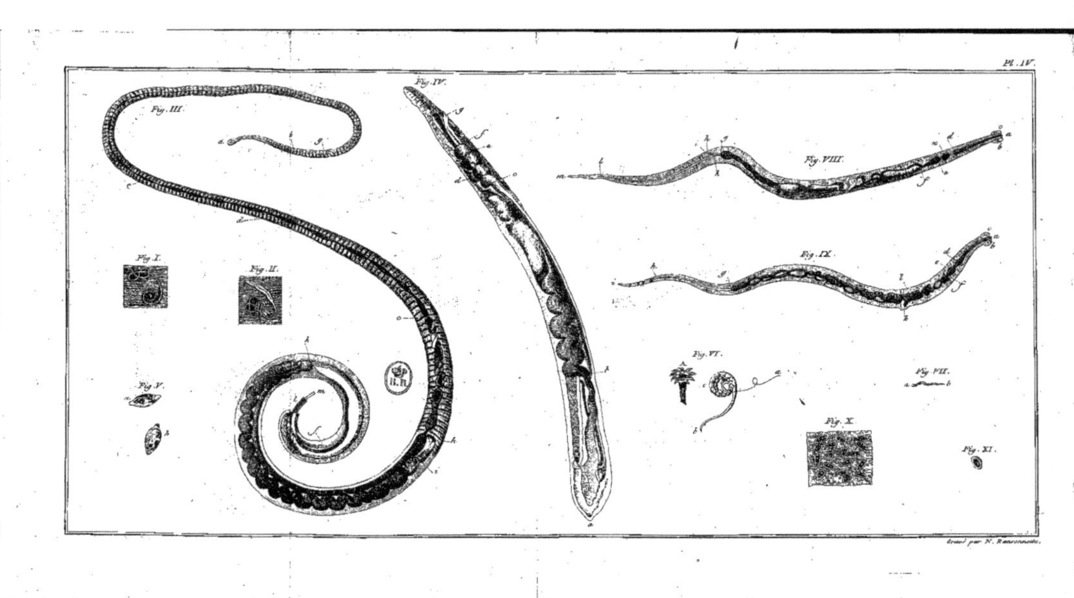

Pl. IV.
Fig. III.
Fig. IV.
Fig. I.
Fig. II.
Fig. V.
Fig. VI.
Fig. VII.
Fig. VIII.
Fig. IX.
Fig. X.
Fig. XI.
dessiné par N. Rauscenecke.

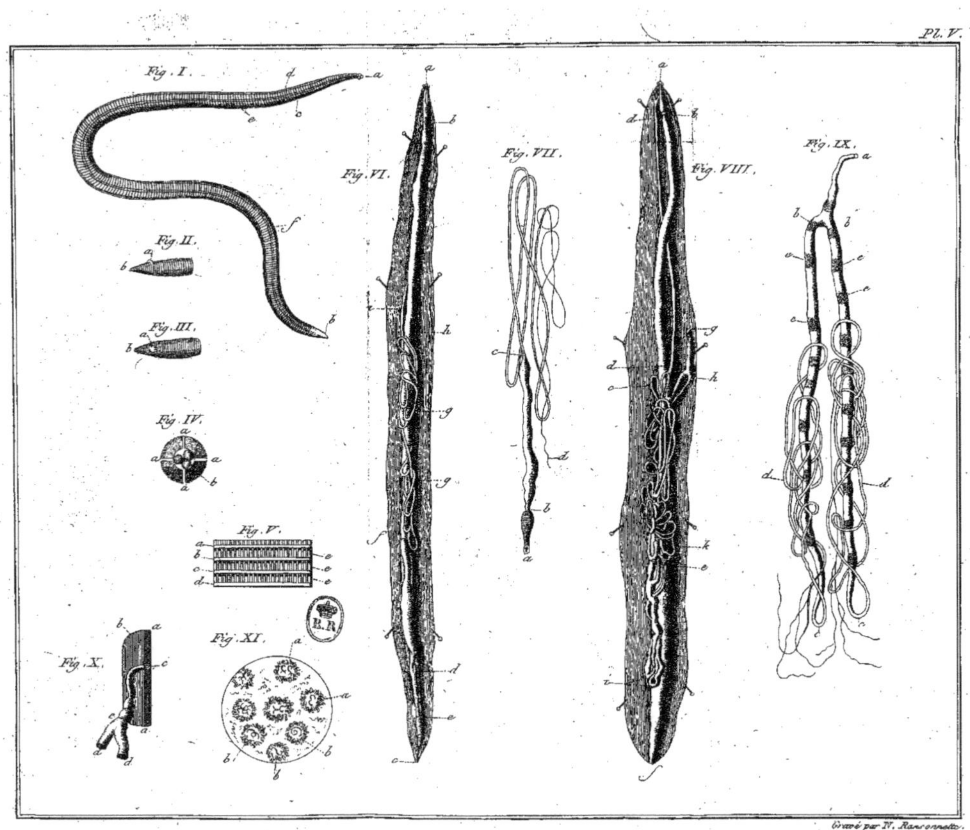

Gravé par N. Ransonnette.